守护生命 "救"在身边

——儿童篇

编 著 魏丽丽 杨秀玲 王静远

科学出版社

北 京

内 容 简 介

本书以图文的形式介绍了儿童意外伤害的防治，包括跌落伤、烧烫（晒）伤、溺水、窒息、药物中毒、交通事故、动物致外伤等的防治，以及儿童、婴儿心肺复苏、呼吸道异物梗阻、药物中毒的现场急救，还介绍了儿童常见病救护、儿童性教育、睡眠安全和家庭安全改造等内容。

本书内容全面，图文并茂，针对性强，可供有10岁以下的儿童家长阅读，也可以作为幼教人员、家政人员的培训教材。

图书在版编目（CIP）数据

守护生命 "救"在身边.儿童篇/魏丽丽，杨秀玲，王静远编著. —北京：科学出版社，2021.10
ISBN 978-7-03-069718-9

Ⅰ.①守… Ⅱ.①魏…②杨…③王… Ⅲ.①急救—儿童读物 Ⅳ.①R459.7-49

中国版本图书馆CIP数据核字（2021）第181657号

责任编辑：李 玫 郝文娜/责任校对：张 娟
责任印制：赵 博/封面设计：龙 岩

版权所有，违者必究，未经本社许可，数字图书馆不得使用

科学出版社 出版
北京东黄城根北街16号
邮政编码：100717
http://www.sciencep.com

三河市春园印刷有限公司 印刷
科学出版社发行 各地新华书店经销

*

2021年10月第 一 版 开本：787×1092 1/16
2021年10月第一次印刷 印张：5 1/4
字数：110 000
定价：58.00元
（如有印装质量问题，我社负责调换）

前　言

儿童意外伤害是重要的全球性公共卫生问题，是造成0～5岁儿童残疾或死亡的首要原因。意外伤害的高发率和高致死、致残率消耗着大量的卫生资源，给国家、社会和家庭带来了沉重的负担。儿童意外伤害常见的类型包括交通事故、溺水、烧烫伤、中毒、窒息、坠落伤、切割伤、动物抓咬伤等。

目前，我国大部分家长缺少儿童意外伤害预防的相关知识，对儿童意外伤害的认识不足，因而不能采取预防意外伤害的措施，造成儿童意外伤害的发生，如高空坠楼、溺水、呼吸道异物梗阻、烫伤等。这些伤害轻则造成残疾，重则夺去儿童的生命。减少儿童意外伤害预防是关键，家长需要具备系统的防护知识。

针对儿童意外伤害的特点，我们编著了《守护生命　"救"在身边——儿童篇》，旨在提高家长掌握儿童意外伤害的预防和急救技术，降低儿童意外伤害的发生，配合专业人员在第一时间以正确的方法开展必要的救护。

本书通过情景漫画和文字相结合，介绍了儿童意外伤害的防治，包括跌落伤、烧烫（晒）伤、溺水、窒息、药物中毒、交通事故、动物致外伤等，以及儿童、婴儿心肺复苏、呼吸道异物梗阻、药物中毒的现场急救，还介绍了儿童常见病救护、儿童性教育、睡眠安全和家庭安全等内容。

本书内容全面，图文并茂，针对性强，可供儿童家长阅读，也可以作为幼教人员、家政人员的培训教材，适宜在基层推广。

在编著过程中，我们得到了儿童保健专家、幼儿教育专家、急诊医学、护理方面专家的指导和帮助，在此表示感谢，恳请广大读者提出宝贵意见，以便我们进一步改进和修正。

本书得到青岛开发区慈善总会和山东省重点研发计划项目（互联网$^+$下APP在社区0～6岁儿童意外伤害预防健康教育中的应用）的大力支持和资助，特表感谢。

魏丽丽　教授

青岛大学附属医院

2021年7月

目 录

一、关爱儿童，绝非"儿"戏——意外伤害 1
二、登高，景好风险高——跌落伤 3
三、"热"情需适度——烧烫伤 6
四、别让"夏"的热情，灼伤你的容颜——晒伤 9
五、水能载舟，亦能覆舟——溺水 12
六、异物入侵，气道警报——呼吸道异物吸入预防与急救 15
七、"我不能呼吸"——窒息 17
八、点燃家庭的希望——儿童心肺复苏 19
九、"好奇害死猫"——药物中毒 22
十、安全座椅，守护安全——儿童安全座椅 24
十一、绿色骑行，守法遵则——自行车安全 27
十二、不要被可爱的外表所"迷惑"——动物咬伤 29
十三、甜蜜外表下可能是有毒的"爪牙"——蜜蜂、马蜂蜇伤 32
十四、消毒止血外固定，遵循原则能保命——外伤的处理 35
十五、吃不好睡不香，便秘问题惹人恼——儿童便秘 38
十六、病从口入——儿童腹泻 44
十七、病因多样，表现各异——儿童腹痛 49
十八、好发冬春季，多为病毒体——儿童上呼吸道感染 54
十九、发病突然难预料，日常管理最重要——儿童哮喘 58
二十、发育原因占多半，压迫止血最关键——儿童鼻出血 62
二十一、"不要碰我！"——儿童性教育 66
二十二、宝贝静悄悄，兴许在"作妖"——婴儿睡眠安全 70
二十三、家庭平安，幸福久远——家庭安全改造 74

一、关爱儿童，绝非"儿"戏——意外伤害

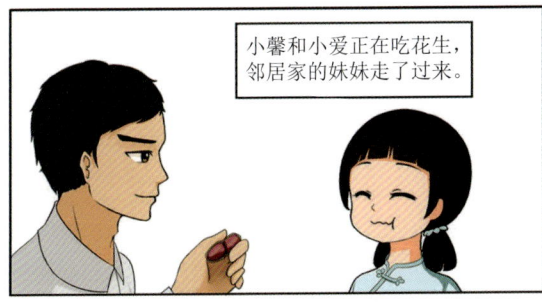

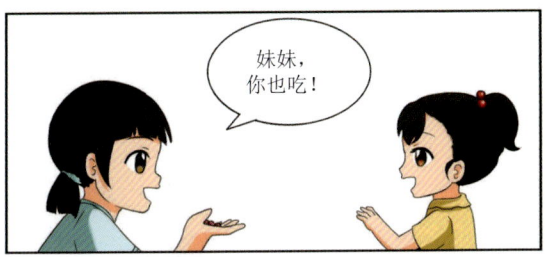

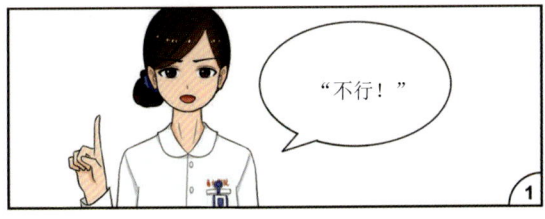

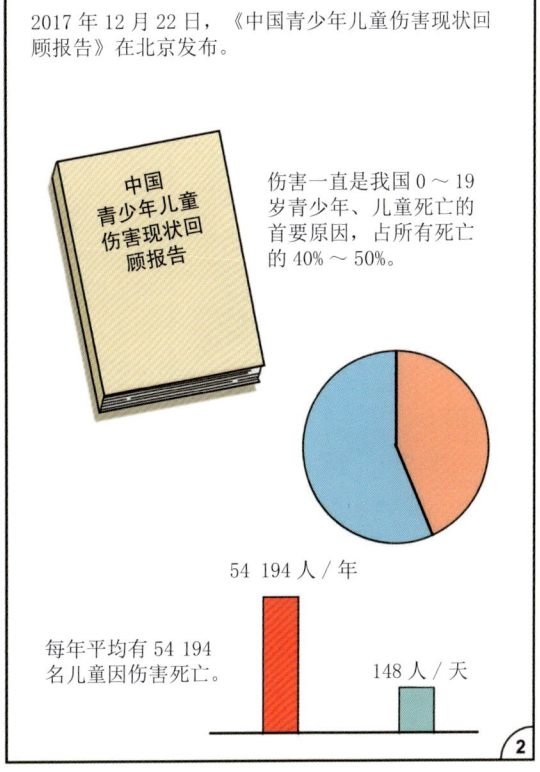

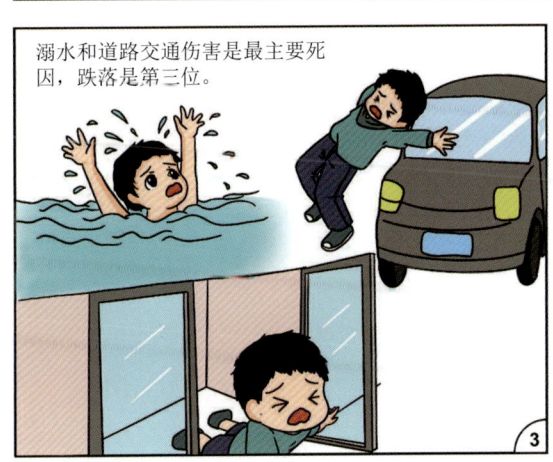

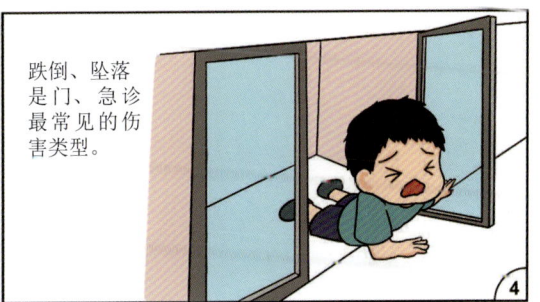

意外伤害

"救"在身边，小爱提醒：

儿童意外伤害

儿童意外伤害是指突发事件、意外事故对儿童健康和生命造成的损害，包括水、火、电的伤害，动物、食物、药物、危险品、危险行为伤害，道路交通、公共场所及设施伤害和其他原因引起的伤害。

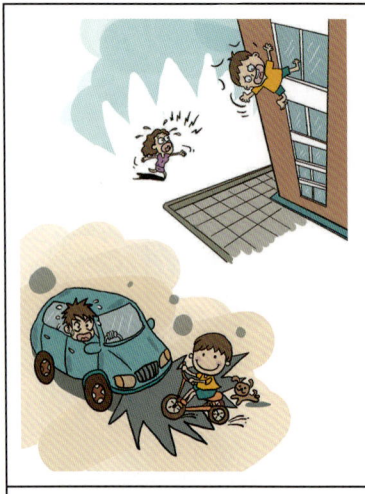

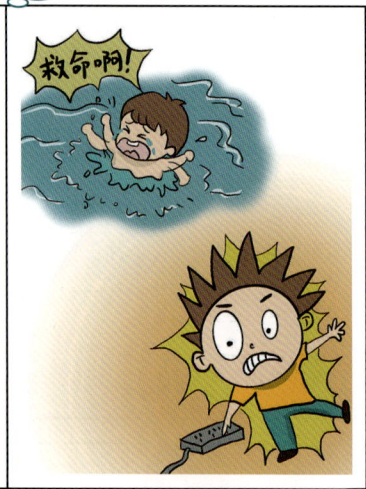

远离意外伤害

全世界每年有100多万14岁以下的儿童死于意外伤害，中国儿童意外伤害死亡数占儿童死亡总数的26.1%，而且这个数字正以每年7%～10%的速度快速增加。让儿童远离意外伤害刻不容缓！

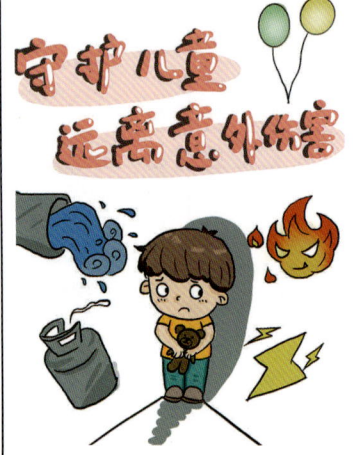

儿童意外死亡的特点

我国儿童意外死亡率高于世界许多国家。边远地区高于内地。主要死因是意外窒息、溺水、中毒、车祸及跌落。我国5岁以下儿童意外死亡主要发生在家中和周围场所，无成人照看是儿童意外死亡的根本原因。

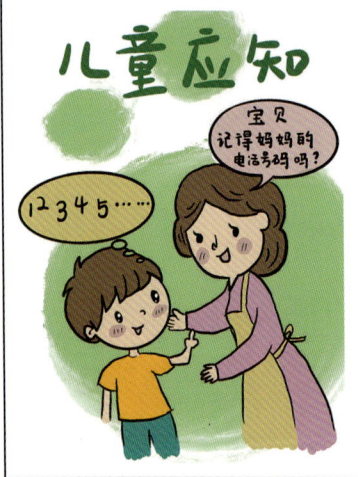

儿童须知事项

应让儿童牢记父母的姓名、家庭和幼儿园的地址及家庭、父母电话；知道如何拨打匪警、火警、交通事故急救等重要电话。让儿童知道附近派出所（报警点）的具体位置等，在发生紧急情况时报警、求援。

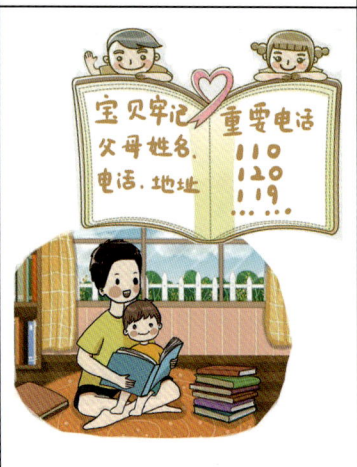

二、登高，景好风险高——跌落伤

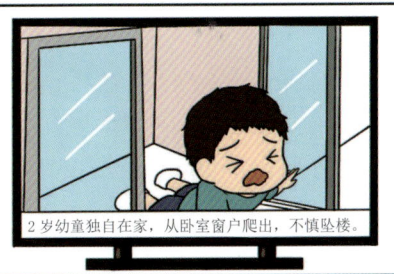

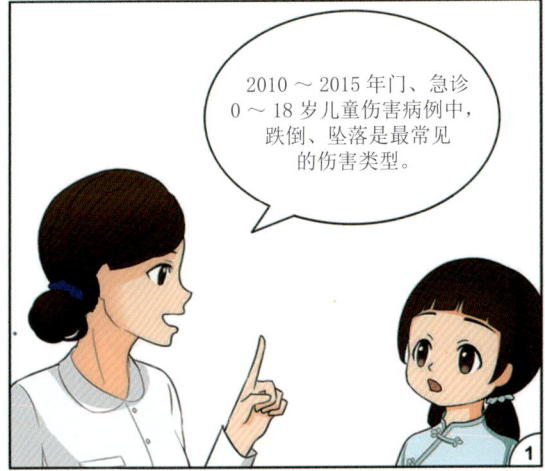

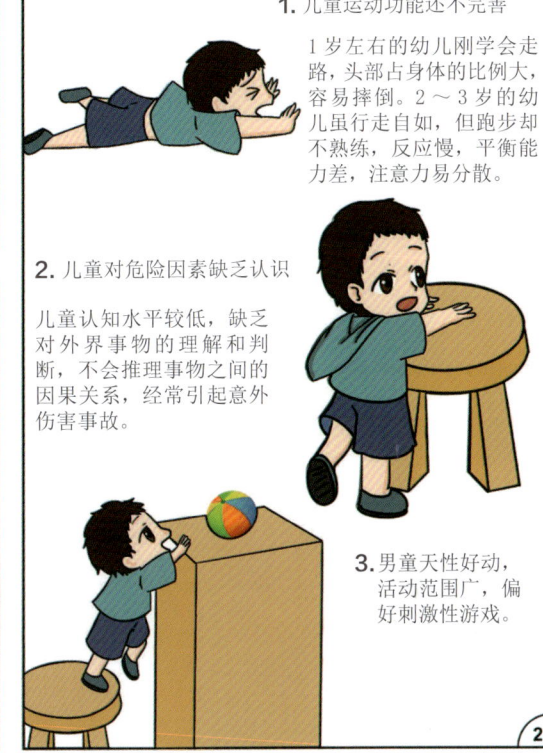

1. 儿童运动功能还不完善

1岁左右的幼儿刚学会走路，头部占身体的比例大，容易摔倒。2～3岁的幼儿虽行走自如，但跑步却不熟练，反应慢，平衡能力差，注意力易分散。

2. 儿童对危险因素缺乏认识

儿童认知水平较低，缺乏对外界事物的理解和判断，不会推理事物之间的因果关系，经常引起意外伤害事故。

3. 男童天性好动，活动范围广，偏好刺激性游戏。

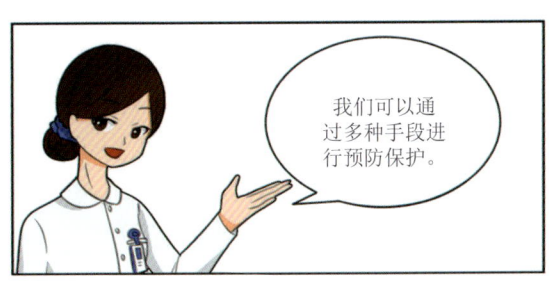

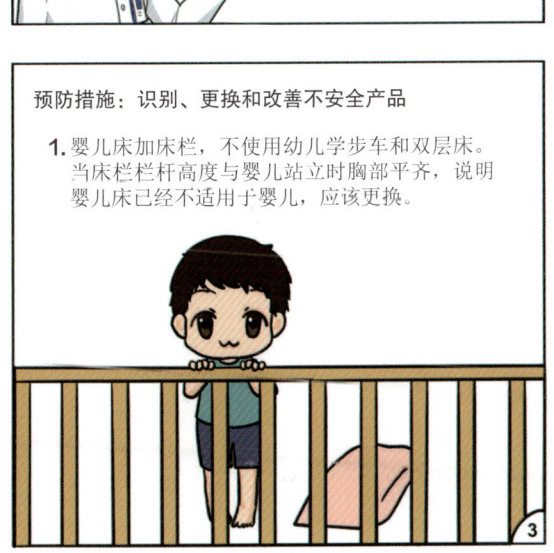

预防措施：识别、更换和改善不安全产品

1. 婴儿床加床栏，不使用幼儿学步车和双层床。当床栏栏杆高度与婴儿站立时胸部平齐，说明婴儿床已经不适用于婴儿，应该更换。

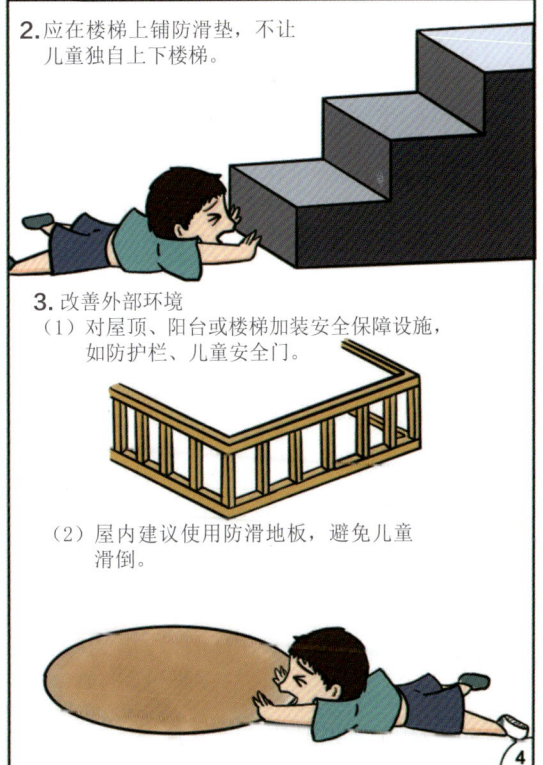

2. 应在楼梯上铺防滑垫，不让儿童独自上下楼梯。

3. 改善外部环境
（1）对屋顶、阳台或楼梯加装安全保障设施，如防护栏、儿童安全门。

（2）屋内建议使用防滑地板，避免儿童滑倒。

预防措施：运动场地

1. 检查游乐场地面是否用柔软的材料铺设，如木屑、沙子或覆盖物。

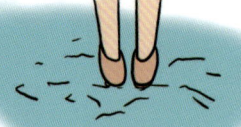

儿童游乐场安全须知

2. 使用适合孩子年龄的游乐设施，阅读使用须知。

3. 有良好的防护措施（如防护栏），以防跌落。

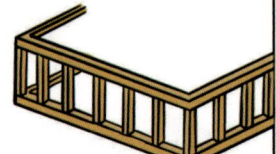

4. 运动时应使用保护装备，如头盔、护腕、护膝、护肘等。

教练员要做到

1. 制订教学计划：包括教儿童学会如何减少脑震荡和其他伤害的危险。

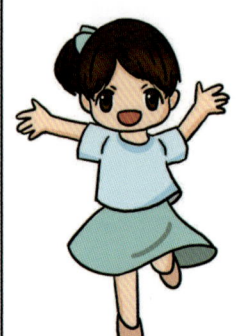

2. 注意气温：逐渐适应炎热或潮湿的环境，防止因热引发的伤害或疾病（如中暑、晕厥）。为儿童选择合适的衣服，并补充足够的水分。

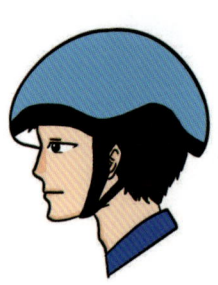

3. 树立榜样：教练员应以身作则，佩戴头盔和遵守规则。

预防措施：脑震荡

1. 脑震荡对处于生长发育期的儿童有很大影响。

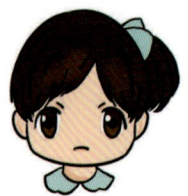

2. 脑震荡的症状和体征可在受伤后立即出现，也可能在受伤后数小时或几天内出现。

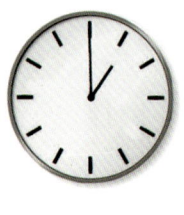

3. 儿童和青少年是发生脑震荡最危险的人群。

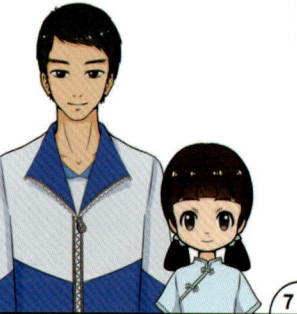

脑震荡的表现

儿童受伤后如出现以下症状时应引起警惕，及时送医院救治。

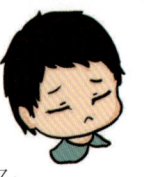

1. 眩晕或晕眩：对发生的事件感到困惑；回答问题缓慢。

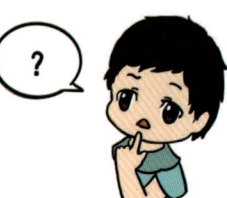

2. 失忆：不记得在被撞击或跌落前后的事件，短暂失去意识、行为或个性改变，如忘记课程表或作业等。

3. 情绪：易怒、悲伤、情绪化较严重。

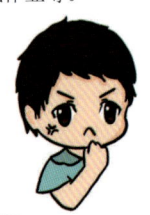

4. 睡眠：嗜睡或睡眠减少。

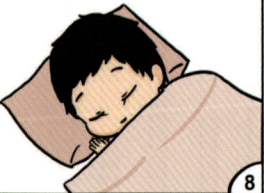

跌落

"救"在身边，小馨提醒：

跌倒、坠落

门、急诊 0～18 岁儿童伤害病例中，跌倒、坠落是最常见的伤害类型。

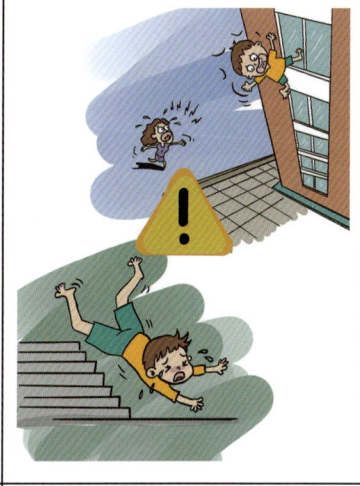

危险因素

1. 儿童运动功能不完善：1 岁左右的幼儿刚学会走路，头部占身体的比例大，容易摔倒。2～3 岁的幼儿虽行走自如，但跑步不熟练，平衡能力差。

2. 儿童对危险因素缺乏认识：儿童认知水平较低，缺乏对外界事物的理解和判断，更不会推理事物之间的因果关系。

3. 男童天性好动，活动范围广，偏好刺激性游戏。

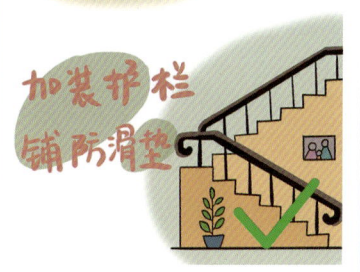

识别脑震荡

儿童受伤后如出现以下这些症状时，应引起警惕，及时送医院救治。

1. 眩晕或晕眩：对发生的事件感到困惑；回答问题缓慢。
2. 失忆：不记得被撞击或跌落前后的经过，短暂失去意识。行为或个性改变。
3. 情绪：易怒、悲伤、比平常更情绪化。
4. 睡眠：嗜睡或睡眠减少。

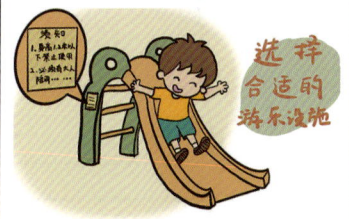
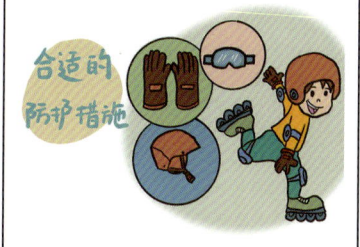

家庭预防措施

1. 婴儿床加床栏，当床栏栏杆高度与婴儿站立时胸部平齐，说明婴儿床已经不适用于婴儿，应该更换。
2. 在楼梯上铺防滑垫，儿童不能独自上下楼梯。
3. 改善外部环境：对阳台或楼梯加装防护栏、儿童安全门。屋内建议使用防滑地板，避免儿童滑倒。

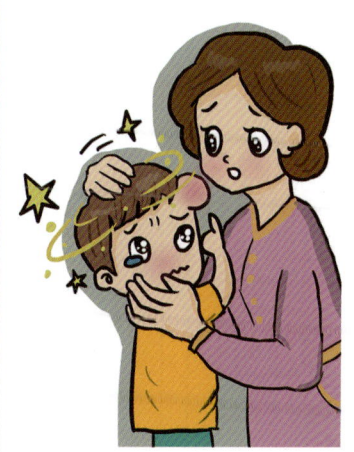

室外预防措施

1. 检查游乐场地面是否用柔软的材料铺设，如木屑、沙子或覆盖物。
2. 使用适合年龄的游乐设施，阅读使用须知。
3. 有良好的防护措施（如防护栏），以防跌落。
4. 运动时应使用正确的保护装备，如头盔、护腕、护膝、护肘等。

三、"热"情需适度——烧烫伤

烧烫伤是临床常见的儿童意外伤害之一,在所有儿童意外伤害中,烧烫伤占据了很高的比例。

> 儿童烧烫伤是最常见的儿童意外伤害之一,可导致儿童死亡、残疾及发育障碍,严重影响儿童的身心健康,给家庭和社会增加了巨大负担和压力。

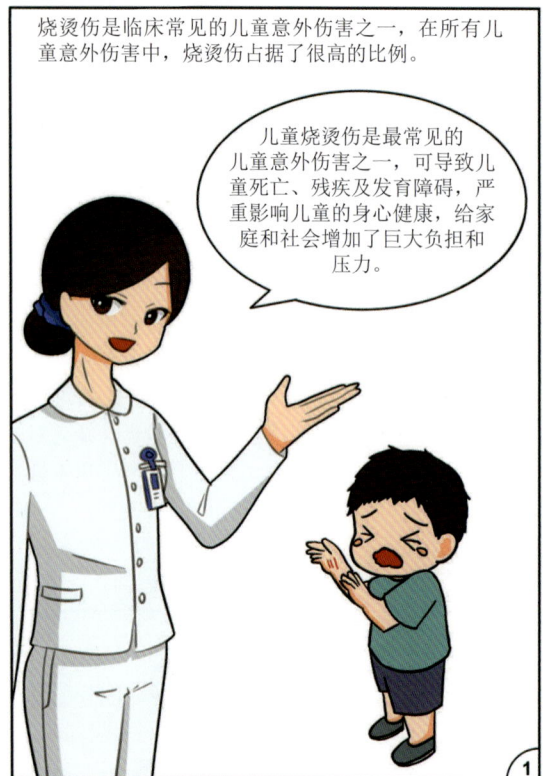

高危因素

1. **性别因素:**
   烧伤各年龄段的发生率有显著差异,通常1~7岁男孩多于女孩,0~1岁和7岁以上男女比例接近。

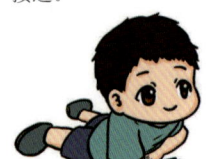

2. **年龄因素:**
   幼儿期儿童所占比例大,1岁以内小儿由于活动有限,发生率较低,3~7岁儿童常因玩火、放鞭炮等致伤。

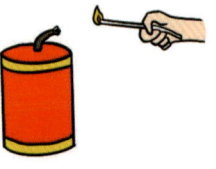

3. **时间及季节因素:**
   烧伤高发月份在1、5、6、7、8月。

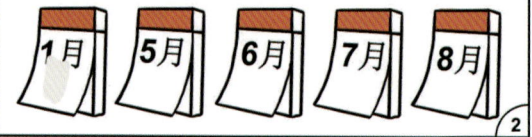

预防措施:确保报警装置的正常运行

1. 安装和注意维护家庭的烟雾警报器,在每个楼层和所有家庭成员卧室安装。
2. 每月检查一次,确保其正常工作。
3. 使用长效电池,以免因电池没电影响其功能。

预防措施:注意烹饪安全

1. 使用安全的烹饪方法,炉子上有食物时绝对不要离开。
2. 监督或限制儿童使用炉灶、烤箱,将锅等的把手朝里。
3. 不要在抱着孩子时烹饪或倒热水。

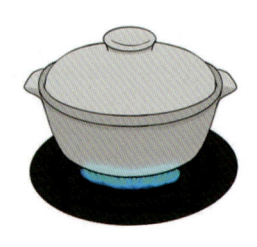

预防措施:制订逃生计划

1. 规划和模拟家庭发生火灾时的逃生路线,让孩子参与。
2. 确保每个人都知道至少两种逃离火灾现场的方式,并确定逃离后的集合地点。

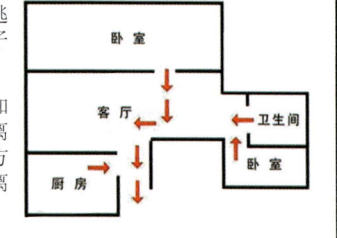

预防措施:安全使用热水器

1. 婴幼儿洗浴的水温应设为35~40℃,用电子温度计测量水龙头处水温,防止温度过高。
2. 用浴盆洗浴时,先加凉水,再兑热水,用电子温度计测量水温。

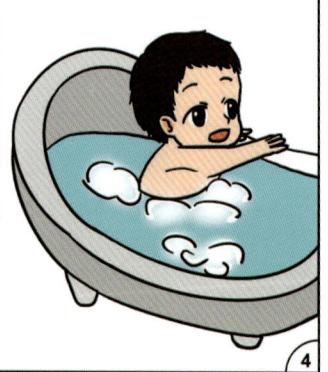

预防措施：生活防护

1. 把正在燃烧的香、烛，热的食物和香烟、打火机等放在儿童接触不到的地方。

2. 不要在婴儿房间吸烟，婴儿应该穿阻燃的睡衣。

3. 不使用桌布，以免牵拉桌布时将热的食物和汤洒到身上。

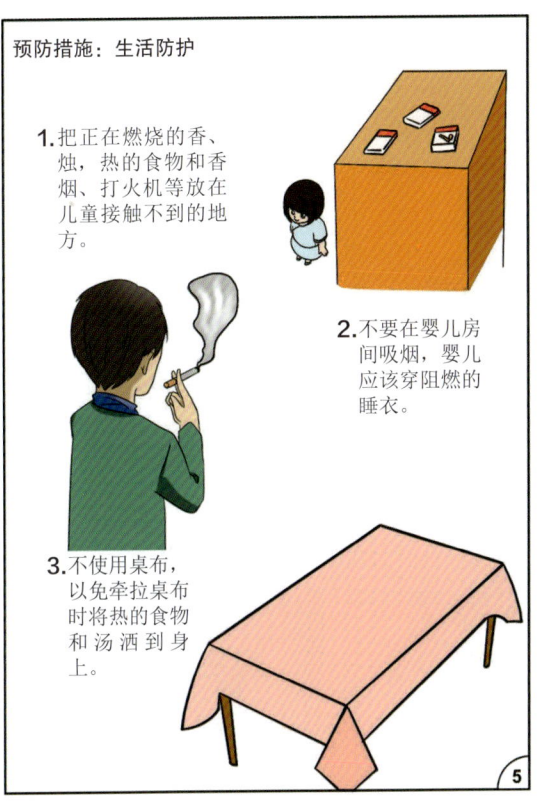

4. 在使用壁炉（火炕）或烧木柴时要密切监视，并将火同周围隔开。

5. 确保所有电源插头安全，电线应放在儿童接触不到的地方。

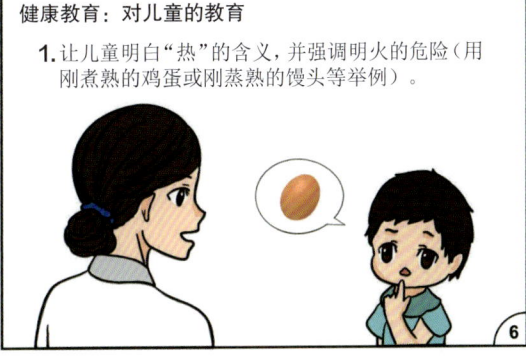

健康教育：对儿童的教育

1. 让儿童明白"热"的含义，并强调明火的危险（用刚煮熟的鸡蛋或刚蒸熟的馒头等举例）。

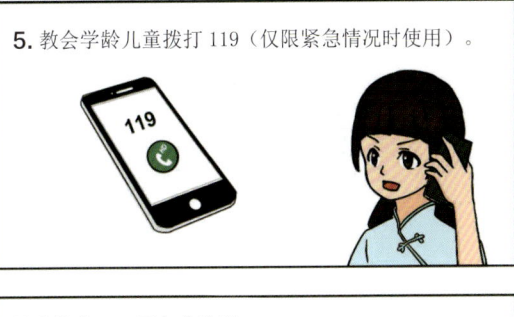

2. 告知儿童当衣服着火时不能跑，要停下来，进行拍打和在地上打滚等自救行为（用湿毛巾、湿衣服等拍打火焰，不能用手拍打）。

3. 让儿童模拟从火灾现场逃离。

4. 组织儿童参观消防站。

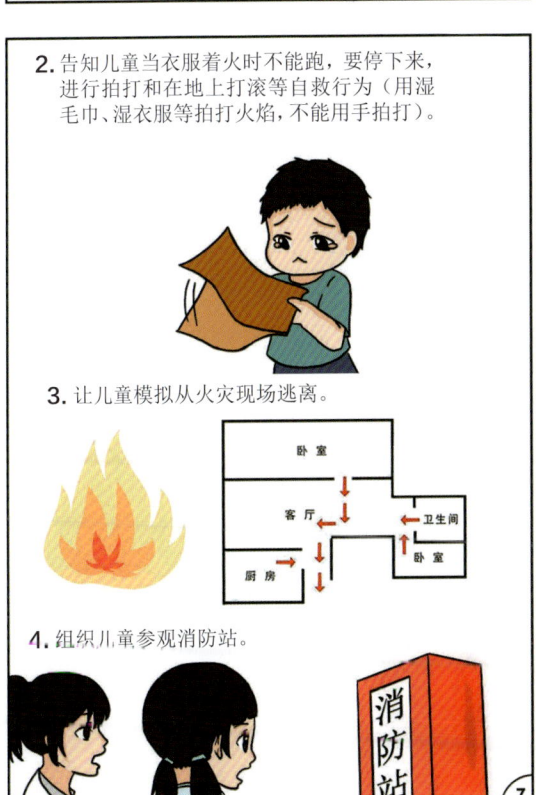

5. 教会学龄儿童拨打119（仅限紧急情况时使用）。

健康教育：开展急救培训

以社区为中心，开展家庭急救、知识讲座、操作培训班。一旦发生烧烫伤，可在转运之前得到初步的急救或处理，减少痛苦，为医院抢救赢得时间。

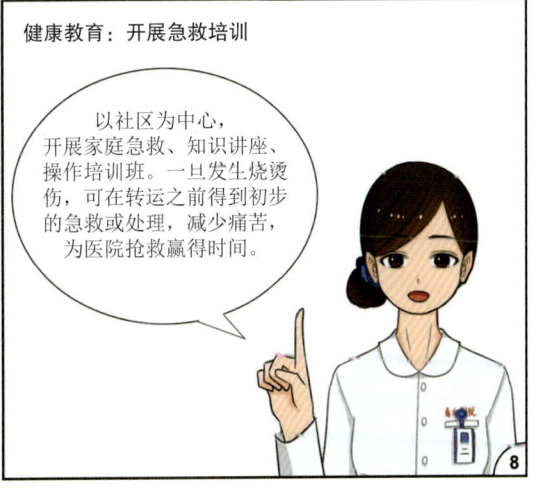

烧烫伤

"救"在身边，小爱提醒：

严重性及高发性

儿童烧烫伤是最常见的儿童意外伤害之一，可导致儿童死亡、残疾及发育障碍，严重影响儿童的身心健康、正常生活和学习。

小儿烧烫伤是临床常见的儿童意外伤害之一，在所有儿童意外伤害中，烧烫伤患者占据了很高的比例。

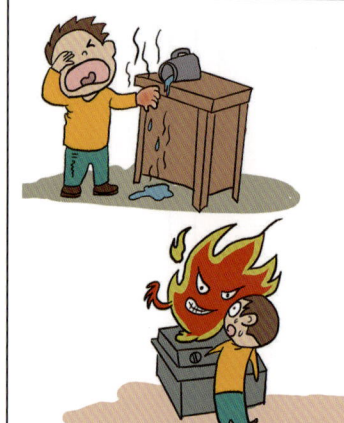

制订逃生计划

1. 规划和模拟家庭发生火灾时的逃生路线，让孩子参与。
2. 确保每个人都知道至少两种逃离火灾现场的方式，并确定逃离后的集合地点。

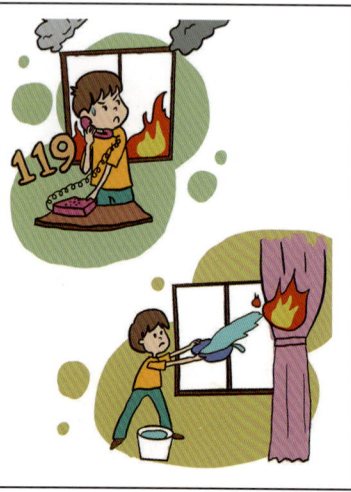

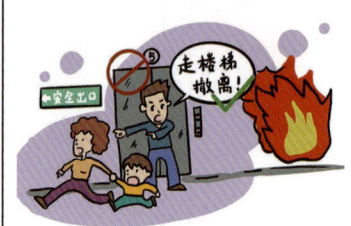

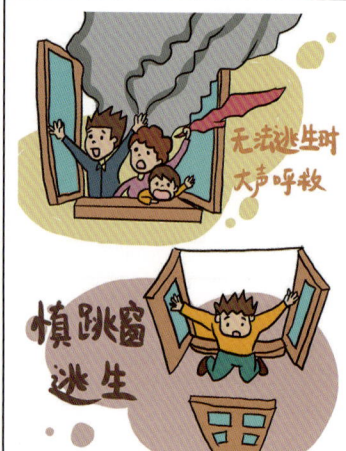

生活防护

1. 把正在燃烧的香、烛，热的食物和香烟、打火机等放在儿童接触不到的地方。
2. 不要在婴儿房间吸烟，婴儿应该穿阻燃的睡衣。
3. 在使用壁炉（火炕）或烧木柴时要密切监视，并将火同周围隔开。
4. 确保所有电源插头安全，并把电线放在儿童接触不到的地方。

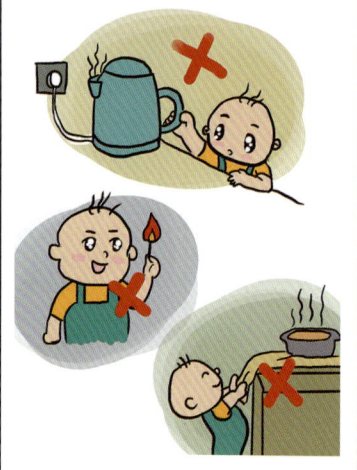

儿童教育

1. 让儿童明白"热"的含义，并强调明火的危险（用刚煮熟的鸡蛋或刚蒸熟的馒头等举例）。
2. 告知儿童当衣服着火时，不能跑，要停下来，进行拍打（用湿毛巾、湿衣服等拍打火焰，不能用手拍打）和在地上打滚等自救行为。
3. 让儿童模拟从火灾现场逃离。
4. 组织儿童参观消防站。
5. 教会学龄儿童拨打119（仅限紧急情况时使用）。

四、别让"夏"的热情,灼伤你的容颜——晒伤

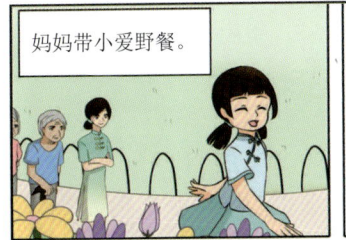
妈妈带小爱野餐。

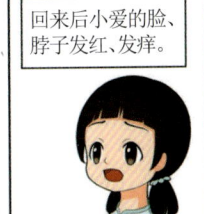
回来后小爱的脸、脖子发红、发痒。

儿童皮肤比成人娇嫩,受紫外线的伤害也大于成人。

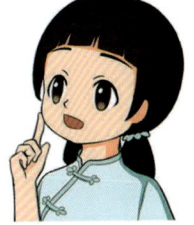
1. 儿童的皮肤厚度,是成人皮肤厚度的70%左右。

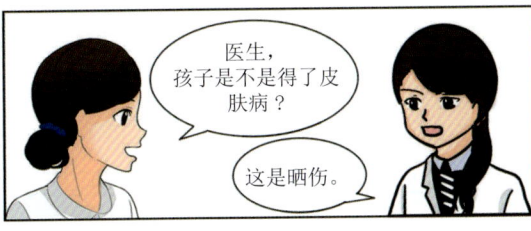
医生,孩子是不是得了皮肤病?
这是晒伤。

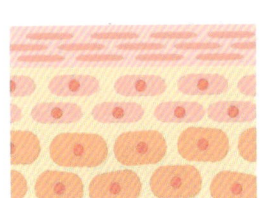
2. 儿童皮肤角质致密程度较小,对刺激的抵抗能力相对减弱。

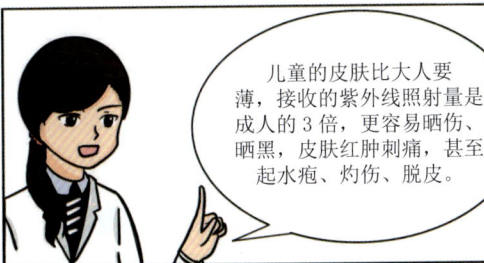
儿童的皮肤比大人要薄,接收的紫外线照射量是成人的3倍,更容易晒伤、晒黑,皮肤红肿刺痛,甚至起水疱、灼伤、脱皮。

3. 人体皮肤生成黑色素抵挡紫外线,但儿童的黑色素功能还未发育完全。因此,当儿童暴晒在日光下,受到的伤害大于成人。
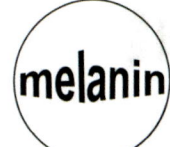

晒伤的症状

1. 轻微晒伤:局部皮肤变红。

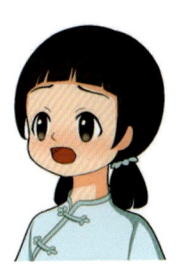

2. 中度晒伤:局部皮肤变红,鼻尖、额头、双颊等部位可能有脱皮现象。

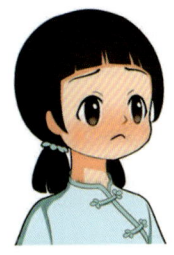

3. 重度晒伤:晒伤的面积较大,红斑颜色深,甚至出现水肿、水疱,疼痛感强烈。若儿童晒后出现畏寒、发热、呕吐说明情况严重,要及时就医诊治。

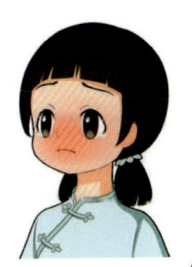

造成晒伤的危险因素

1. 长时间在烈日下玩耍。
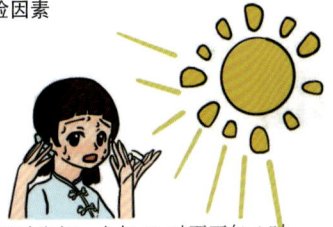

2. 在紫外线最强时出门:上午10时至下午4时,是紫外线照射最强的时段,皮肤最容易晒伤。
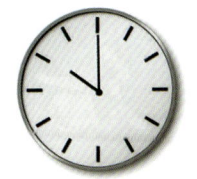 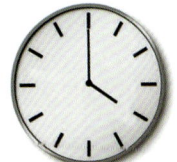

3. 露天游泳。
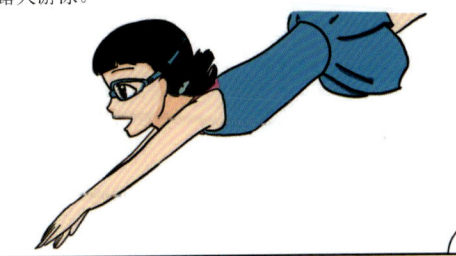

预防措施： 6个月以下婴幼儿。

1. 避开上午10时到下午4时出门。

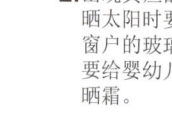
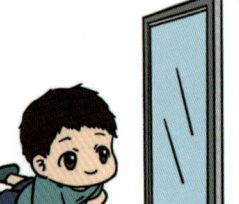

2. 出现黄疸的婴儿晒太阳时要隔着窗户的玻璃，不要给婴幼儿涂防晒霜。

3. 出门时应穿长袖、长裤，戴宽檐帽等。

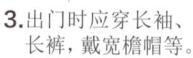
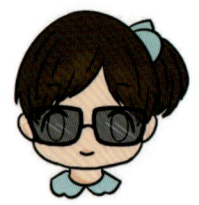

4. 避免到水面、沙地等阳光直射的地方。这些地方的表面会反射紫外线，要格外注意防护。

⑤

6个月以上的儿童。除以上预防措施外可涂防晒霜。

1. 防晒霜：首选物理防晒霜。防晒系数（SPF）值是紫外线B（UVB）防护能力的标志，SPF值越大，防晒伤能力越强。PA+则是紫外线A（UVA）防护能力的标志，+越多，防晒能力越强，如果不去海边，可选择SPF15～25/PA+～++。

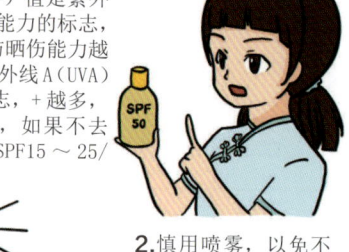
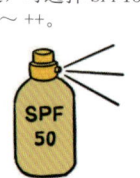

2. 慎用喷雾，以免不慎喷进儿童的眼睛、鼻子里。

晒伤的处理措施

1. 到树荫下或凉爽的房间，补充凉开水。

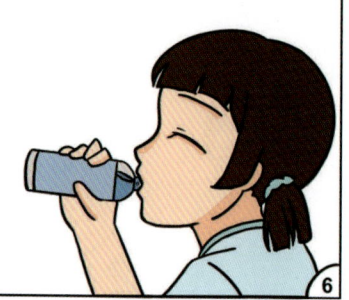

⑥

2. 果醋、鲜榨柠檬汁、芦荟、红茶等酸性物质可减轻晒伤引起的疼痛。

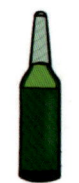
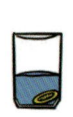

3. 如果婴幼儿的皮肤出现水疱，烧灼、疼痛感会加重。注意不要弄破水疱，用湿冷毛巾轻轻覆盖伤处，给予降温等初步处理后及时送医。

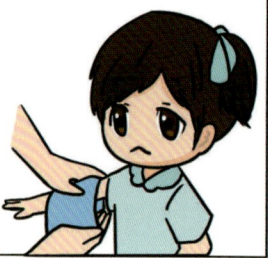

防晒的注意事项

1. 定时给予口服维生素E，有利于防晒。

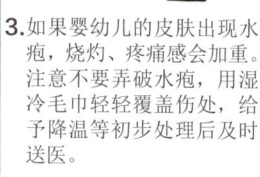

2. 将约0.9克食盐溶解在约1升水中，可制成约0.9%的盐水，用来冷敷效果也很好。

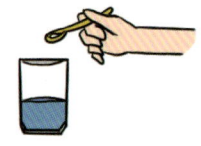

⑦

防晒误区

1. 坐在小推车里很安全。小推车的位置一般较低，尾气、尘土、被地面反射的阳光都可伤害儿童。所以仅依靠遮阳棚防晒并不十分保险。

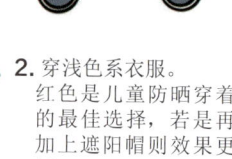

2. 穿浅色系衣服。红色是儿童防晒穿着的最佳选择，若是再加上遮阳帽则效果更好。

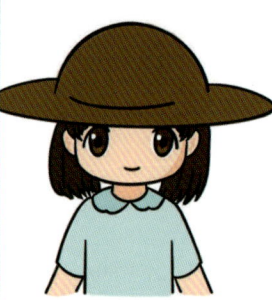

3. 未满6个月使用防晒霜。6个月以内的婴儿肌肤过于娇嫩，不建议使用防晒霜。

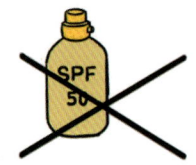

⑧

晒伤

"救"在身边,小薯提醒:

晒伤的高发性

儿童的皮肤比成人薄,接收的紫外线照射量是成人的3倍,更容易晒伤、晒黑、皮肤红肿刺痛,甚至起水疱、灼伤、脱皮。美国儿科学会防晒指南指出:有晒伤病史的儿童,成年后患皮肤癌的风险会更高。

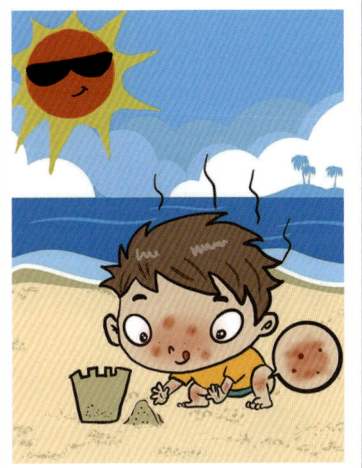

危险因素

1. 长时间在烈日下玩耍。
2. 在烈日最强时出门:上午10时至下午4时,皮肤最容易晒伤。
3. 露天游泳。

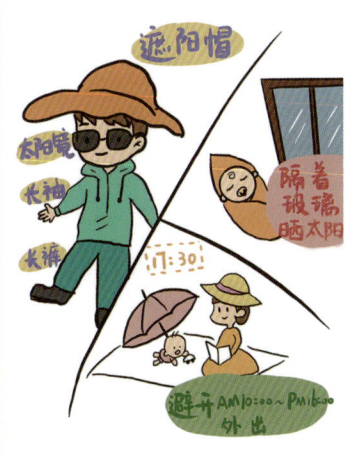

处理措施

1. 到树荫下或凉爽的房间,饮用凉开水。
2. 果醋、芦荟、红茶等酸性物质可减轻晒伤引起的疼痛。
3. 注意观察,及时送医,如儿童的皮肤出现水疱时不要将水疱弄破,用湿冷毛巾轻轻覆盖伤处,给予降温,及时送医。

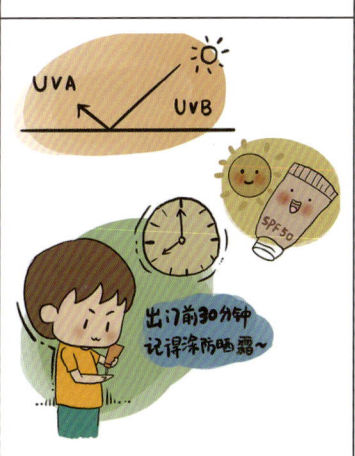

预防措施(6个月内)

1. 避免上午10时到下午4时紫外线照射最强的时段出门。
2. 出现黄疸的婴儿晒太阳时要隔着窗户的玻璃,6个月之内的婴幼儿不建议涂防晒霜。
3. 出门时穿长袖、长裤,戴遮阳帽。
4. 避免到水面、沙地等阳光直射的地方,这些地方的表面会反射紫外线,要格外注意防护。

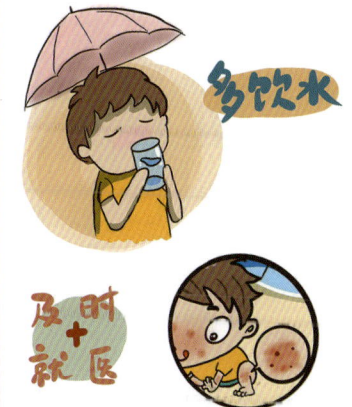

预防措施(6个月以上)

6个月以上的儿童,除以上预防措施外,还要涂防晒霜。

1. 防晒霜首选物理防晒霜。SPF值是UVB防护能力的标志,SPF值越大,防晒伤能力越强!PA+则是UVA防护能力的标志,+越多,防晒能力越强,一般情况下,选择SPF15~25/PA+~++即可。
2. 慎用喷雾,以免不慎喷入儿童的眼睛、鼻子里。

五、水能载舟，亦能覆舟——溺水

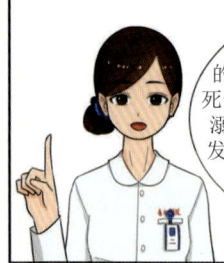

根据世界卫生组织的统计，全球每年约有37.2万人死于淹溺，意味着每小时有40人因溺水而丧生。1～4岁的儿童溺水发生率和死亡率最高，溺水死亡是1～14岁儿童死亡的第二大原因。

危险因素

1. 儿童游泳技能差。
2. 水域周围没有防止儿童自由进入的障碍物。
3. 监护人对儿童缺乏密切监督。
4. 儿童不穿救生衣。
5. 癫痫发作。
6. 儿童游泳前未充分热身。

预防措施：加强监督

1. 不要将儿童单独留在卫生间，马桶里的水就有可能导致婴幼儿溺水。
2. 水桶内水倒掉后将水桶倒置。
3. 儿童洗澡、游泳或在水域周围活动时，要有专人负责照看。
4. 学龄前儿童的看护人应贴身监护，必须在其伸手可及的距离。
5. 即使有救生员，看护人也不能掉以轻心。
6. 游泳前应充分热身，促进血液循环。

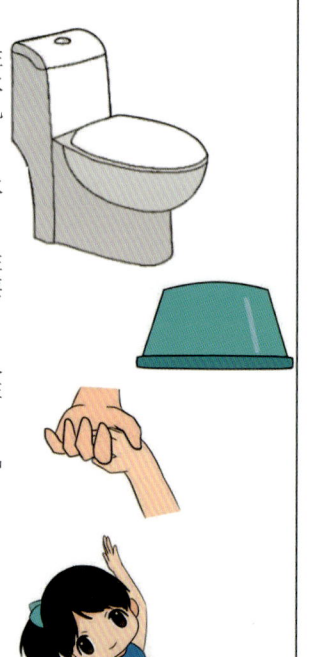

预防措施：儿童不能单独游泳

1. 和伙伴一起，避免独自游泳。
2. 选择有救生员的游泳场所。
3. 不在泳池旁奔跑，不在水中打闹。
4. 不能自行使用可以浮在水面上的充气式玩具或垫子。
5. 进行正规的游泳培训。

有癫痫发作风险者预防措施

1. 有癫痫病史者进行水上活动时应有一对一监督。
2. 洗浴选择淋浴方式。
3. 划船时要穿救生衣。
4. 避免剧烈运动，以免劳累过度。

避免饮酒，关注天气情况

1. 照看人在看护儿童时不要饮酒。
2. 潜泳前不可过度呼吸，或长时间屏气，长时间屏气可使人晕厥，溺亡。
3. 在划船或游泳之前了解当地的天气状况。

儿童溺水时的十个表现

1. 头浸在水里，嘴巴在水平面上。
2. 头向后仰，嘴巴张开。
3. 眼睛空洞，眼神散乱。
4. 眼睛闭上，面无表情。
5. 任头发散落在额前或遮挡眼睛而无动于衷。
6. 竖直方向上，腿部没有动作。
7. 换气慌乱，断断续续。
8. 想游向一个方向，但是无法前进。
9. 尝试翻转身体。
10. 好像在攀爬无形的阶梯。

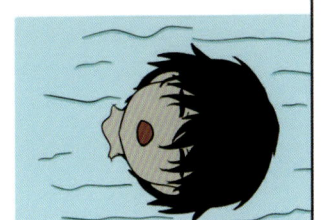
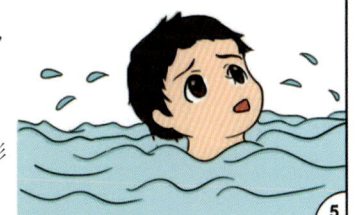

家庭泳池的防护

1. 四面安装篱笆将泳池区域与房屋和庭院完全隔开，栅栏至少有1.2米高，栏杆之间的距离不能超过10厘米。栅栏底部与地面的距离也不超过10厘米。

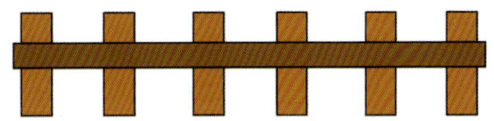

2. 使用自动关闭和自锁门，用儿童无法够到的门闩。

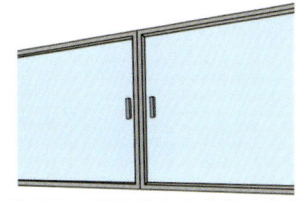

3. 及时清理游泳池，漂浮物和其他玩具使用后立即从游泳池及周围取走，避免儿童在无人监督时进入游泳池。

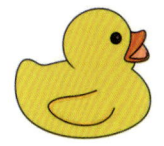 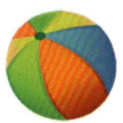

在自然水域活动时的防护

1. 使用专业的救生衣，不论航行距离、船的大小、划船者能力如何都应该始终穿着救生衣。救生衣大小合适，系上安全带后不能从头部脱下来。5岁以下的儿童应使用有安全环状浮袋的救生衣。

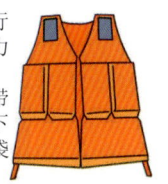

2. 了解海滩警示标志。红色：代表高度危险；黄色：代表中度危险；蓝色：代表低度危险；紫色：有危险海洋生物出没。

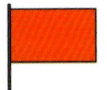 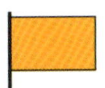 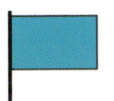 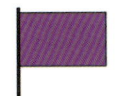

3. 游泳时注意观察有无波涛和湍流的迹象，如水变色，波涛汹涌，水面出现泡沫，在离海岸较远的区域出现碎屑和垃圾等。

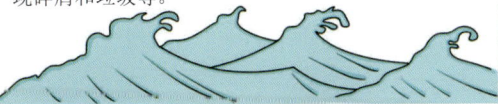

4. 如果遇到逆流，应沿着平行于岸边的方向游。一旦脱离水流，应斜向岸边游。

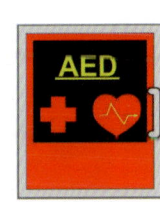

溺水发生后的急救措施

1. 溺水者清醒有呼吸、脉搏。呼叫120，等待救援人员送医院。

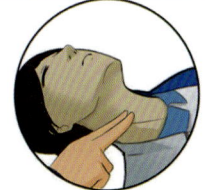

2. 溺水者昏迷，呼叫没有反应，但是有呼吸、脉搏。呼叫120并清理口鼻异物，溺水者取侧卧位等待救援人员，密切关注呼吸、脉搏，必要时进行心肺复苏。

3. 溺水者昏迷，喉咙痉挛没有呼吸，但有脉搏，类似假死状态。开放气道、人工呼吸，使脉搏、心跳迅速恢复，恢复呼吸后取侧卧位等待救援人员。

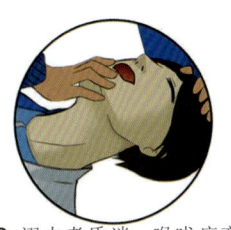

4. 溺水者昏迷没有呼吸、脉搏，应立即行心肺复苏，同时呼叫120，并持续复苏至患者呼吸、脉搏恢复或急救人员到达。

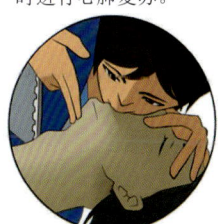

溺水

"救"在身边，小爱提醒：

溺水的高发性

据世界卫生组织统计全球每年约有37.2万人死于淹溺，意味着每小时有40人因溺水而丧失生命。

1～4岁的儿童溺水发生率和死亡率最高。

溺水死亡是1～14岁儿童死亡的第二大原因。

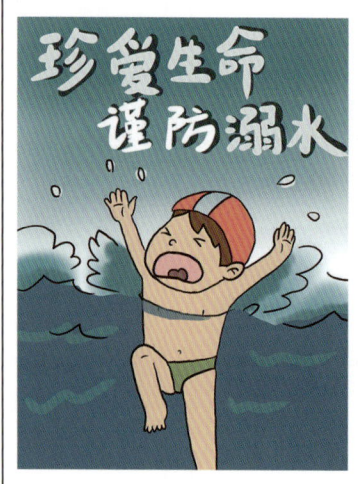

预防措施

1. 不要将儿童单独留在卫生间，马桶里的水就有可能导致婴幼儿溺水。

2. 儿童洗澡、游泳或在水域周围活动时，要有专人（必须是成年人）负责照看（即使在幼儿专用泳池中，也需要有成年人看护，看护人最好懂心肺复苏术）。

3. 学龄前儿童的看护人应贴身监护，必须在其伸手可及的距离。

4. 即使有救生员，看护人也不能掉以轻心。

5. 游泳前应充分热身，促进血液循环。

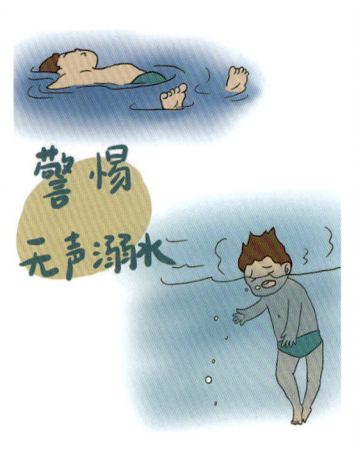

识别儿童溺水

1. 头浸在水里，嘴巴在水平面上。
2. 头向后仰，嘴巴张开。
3. 眼睛空洞，眼神散乱。
4. 眼睛闭上，面无表情。
5. 头发散落在额前或遮挡眼睛而无动于衷。
6. 竖直方向上，腿部没有动作。
7. 换气慌乱，断断续续。
8. 想游向一个方向，但是无法前进。
9. 尝试翻转身体。
10. 好像在攀爬无形的阶梯。

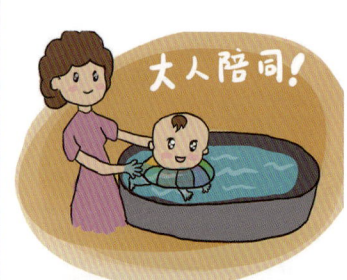

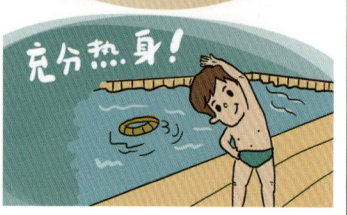

急救措施

1. 溺水者清醒有呼吸、脉搏。呼叫120，等待救援人员到达。

2. 溺水者昏迷，呼叫无反应但有呼吸、脉搏。呼叫120并清理口鼻异物，溺水者取侧卧位等待救援人员，密切关注呼吸、脉搏，必要时进行心肺复苏。

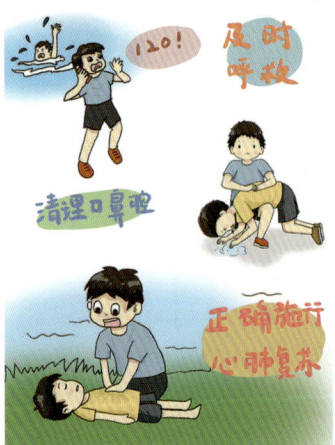

急救措施

3. 溺水者昏迷，喉咙痉挛没有呼吸，但有脉搏，类似假死状态。开放气道、人工呼吸，使脉搏、心跳迅速恢复，恢复呼吸后取侧卧位等待救援人员。

4. 溺水者昏迷没有呼吸、脉搏，应立即行心肺复苏，同时呼叫120，并持续复苏至患者呼吸、脉搏恢复或急救人员到达。

六、异物入侵，气道警报——呼吸道异物吸入预防与急救

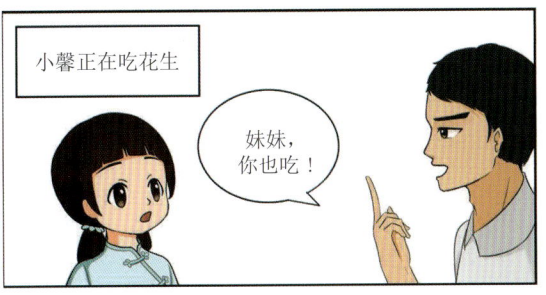

呼吸道异物吸入的抢救

1. 确定发生呼吸道异物吸入：

   儿童不能说话或发声，面色发紫，呼吸困难，有哮鸣音；如果能大声哭泣，可判断没有梗阻。

2. 婴儿（1岁以下）拍背法和压胸法交替进行。

   （1）将婴儿的身体置于一侧的前臂上，同时手掌将后头颈部固定，头部低于躯干。

   （2）用另一只手固定婴儿下颌角，并使婴儿头部轻度后仰，打开气道。

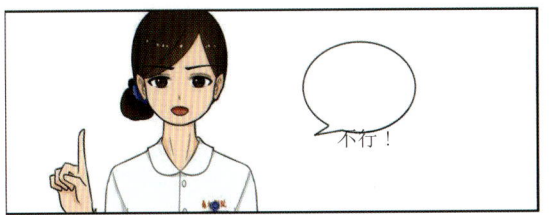

不要给儿童吃硬而光滑的坚果、硬糖；

将果冻切成小块；

不将气球吹破；

不跑着喂饭。

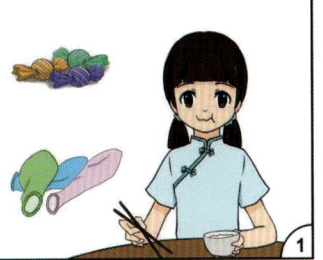

（3）两前臂将婴儿固定，翻转为俯卧位。

（4）另一手掌根在背部肩胛骨之间拍击5次。

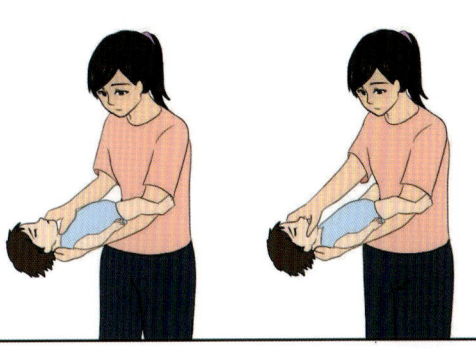

检查口腔，如堵塞物仍未排出可重复拍背及压胸动作；如堵塞物到了嘴边，应继续呈头低足高位，在可看见的情况下将异物取出，千万不能盲目去抠。

儿童呼吸道异物吸入的抢救方法：
立位腹部冲击法——海姆利希手法

1. 救护员站在儿童背后，使儿童弯腰并头部向前倾。
2. 救护员双手环抱儿童腰部。
3. 救护员一手握拳，将拇指侧顶住儿童腹部正中线肚脐上方两横指处、剑突下方。
4. 救护员用力在儿童腹部向内、向上挤压。每秒约1次，做5～6次，推、压动作要明显。
5. 重复若干次，检查异物是否排出。

如堵塞物未被排出，施行5次压胸法

（1）将婴儿翻转仰卧于救护员的前臂上，头部向下，放在大腿上，救护员用手支撑婴儿头部和颈部。

（2）用另一手两指在婴儿两乳头连线下方水平冲击5次。

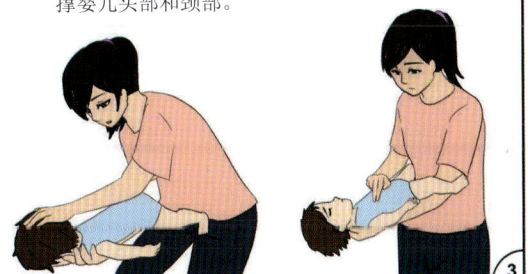

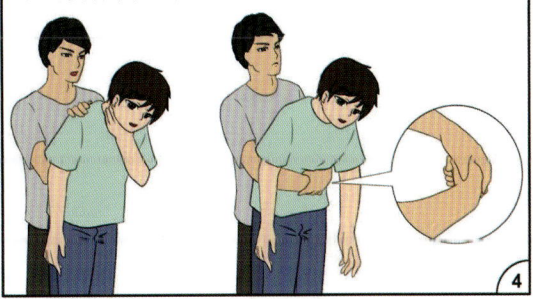

呼吸道异物吸入

"救"在身边，小薯提醒：

判断

确定发生呼吸道异物吸入：儿童不能说话或不能发声，面色发紫，呼吸困难，有哮鸣音；如果能够大声哭泣，可判断没有发生梗阻。

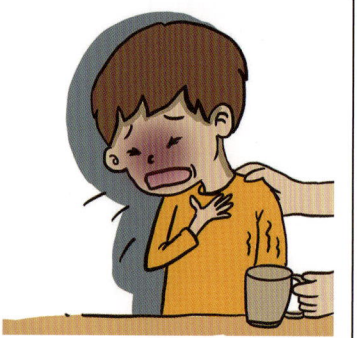

预防

1. 儿童不宜吃硬而光滑的食物，如黄豆和坚果、硬糖。
2. 将果冻切成小块。
3. 不跑着喂饭。
4. 不将气球吹破。
5. 掌握气道异物吸入抢救方法。

海姆利希手法

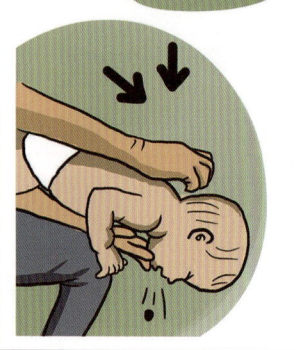

拍背法

救护员站在儿童背后，使儿童弯腰并头部向前倾，双手环抱儿童腰部，一手握拳，将拇指侧顶住儿童腹部正中线肚脐上方两横指处、剑突下方，用力在儿童腹部向内、向上挤压，每秒约1次，做5～6次，每次推压动作要明显，重复若干次，直至异物排出。

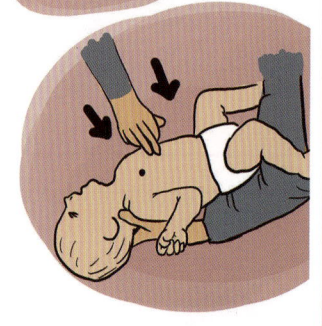

压胸法

急救（1岁以下）

婴儿（1岁以下）拍背法和压胸法交替进行：

1. 将婴儿的身体置于一侧的前臂上，同时手掌将后头颈部固定，头部低于躯干。
2. 用另一只手固定婴儿下颌角，并使婴儿头部轻度后仰，打开气道。
3. 两前臂将婴儿固定，翻转为俯卧位。
4. 另一手掌根在背部肩胛骨之间拍击5次。

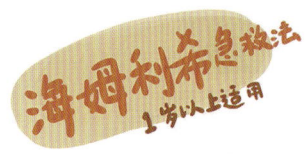

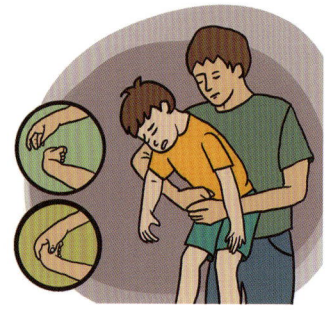

急救（1岁以下）

如堵塞物未被排出，施行5次压胸法。

1. 将婴儿翻转仰卧于救护员的前臂上，头部向下，放在大腿上，救护员用手支撑婴儿头部和颈部。
2. 用另一手两指在婴儿两乳头连线下方水平冲击5次。
3. 检查口腔，如堵塞物仍未排出，可重复拍背及压胸动作。
4. 如堵塞物到了嘴边，应继续呈头低足高位，在可以看见的情况下将异物取出，千万不能盲目去抠。

七、"我不能呼吸"——窒息

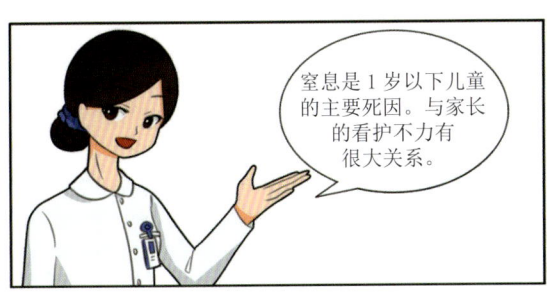

窒息是1岁以下儿童的主要死因。与家长的看护不力有很大关系。

危险因素

1. 儿童自身因素及对外界环境危险的认知能力低

（1）婴幼儿喜欢往嘴里、鼻腔塞异物（如豆类）。
（2）气道发育不全，咀嚼能力不成熟；好奇，活泼易动，自我保护及行为控制能力差，进食时活动（如散步或跑步时大笑，说话）、吃得快、躺着吃东西。

2. 周围有引起窒息的物品。

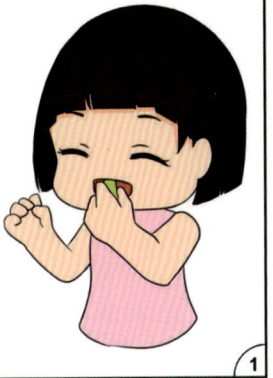

预防措施：安全睡眠

1. 儿童应有自己单独的小床，绝对不能和大人同睡一张床。床边护栏间距必须小于6厘米，以防头被卡住。
2. 枕头偏硬，床围和床垫应紧密相连，不留缝隙。
3. 床垫的塑料包装要全部去掉，床垫放入床内，四周任何一边与床的距离必须小于2指宽。
4. 选用大小合适的毯子。床上不放置其他物品。
5. 不趴着或蒙头睡觉。

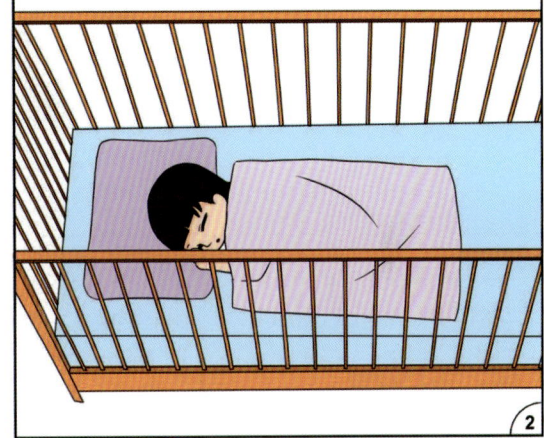

预防措施：远离绳带

1. 不要将玩具系在婴儿床上，不要在婴儿脖子上佩戴饰物。
2. 窗帘的线绳应放在儿童够不着的范围，或用无绳窗帘。
3. 不穿有线绳、领带、领结的衣服，不穿颈部、手臂及腿部过紧的衣服，以免窒息。

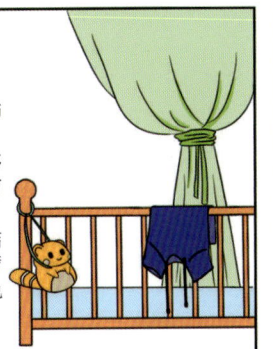

预防措施：安全喂食

1. 喂药时不要捏鼻子灌药。
2. 勿在玩耍或奔跑时吃东西。
3. 泡腾片一定要用水溶解后服用，直接口服可产生过多气泡，导致窒息。

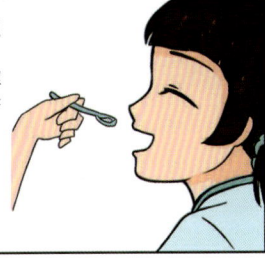

妥善放置危险品

1. 细小物品放在儿童不易接触的地方，玩具应适合年龄，没有小零件。
2. 危险物品包括：圆形、卵形或圆柱形的小物件，如硬币、纽扣、糖果、玩具零件、小球、乳胶气球、花生米、药片、毛绒玩具、塑料袋、大块食物、绳索和丝带等。

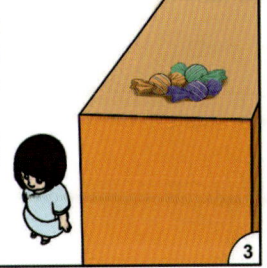

识别警告标志

1. 识别玩具上的警告标志。
2. 认识塑料袋警告标志。

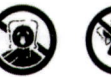 

预防儿童在密闭空间里发生窒息

不要使用有铰链的储物箱，以免儿童被关在里面，发生窒息！

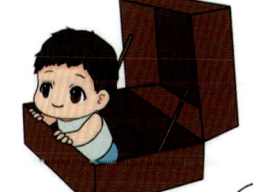

"救"在身边,小馨提醒: 窒息

窒息的高发性

1. 儿童自身因素及对外界环境危险的认知能力低

(1) 婴幼儿喜欢往嘴里、鼻腔里塞异物(如豆类)。

(2) 气道发育不全,咀嚼能力不成熟;好奇,活泼易动,自我保护及行为控制能力差,进食时活动(如散步、跑步、大笑、说话)、吃得快、躺着吃东西等。

2. 周围有引起窒息的物品:坚果、绳子等。

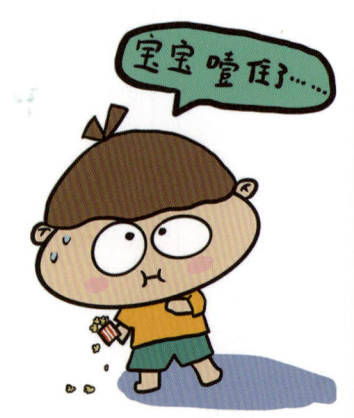

睡眠安全

1. 儿童应该有自己单独的小床,床边护栏间距必须小于6厘米,以防头被卡住。

2. 枕头勿过软,床围和床垫应紧密相连,不留缝隙。

3. 床垫的塑料包装要全部去掉,床垫放入床内,四周任何一边与床的距离必须小于2指宽。

4. 选用大小合适的毯子、枕头。床上不放置其他物品。

5. 不趴着或蒙头睡觉。

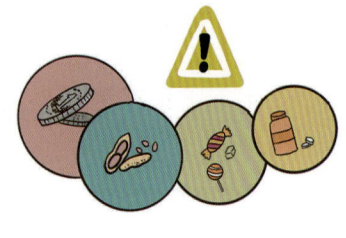

常见危险物品

圆形、卵形或圆柱形的小物件,如硬币、纽扣、糖果、玩具零件、小球、乳胶气球、花生米、药片、毛绒玩具、塑料袋、大块食物、绳索和丝带等。

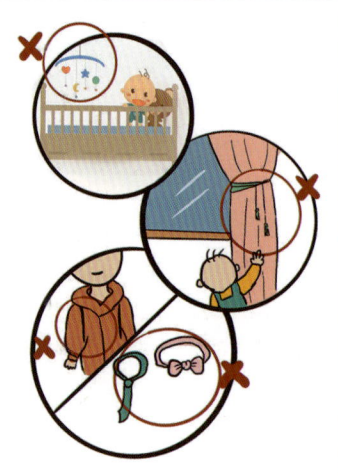

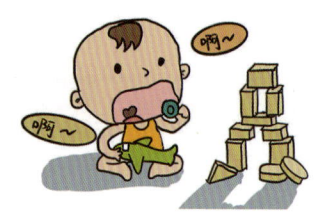

物品安全

1. 不要将玩具系在婴儿床上,不要在婴儿脖子上佩戴饰物。

2. 窗帘的线绳应该放在儿童够不着的范围,最好使用无绳窗帘。

3. 不要穿有线绳、领带、领结的衣服,不要穿颈部、手臂及腿部过紧的衣服,以免窒息。

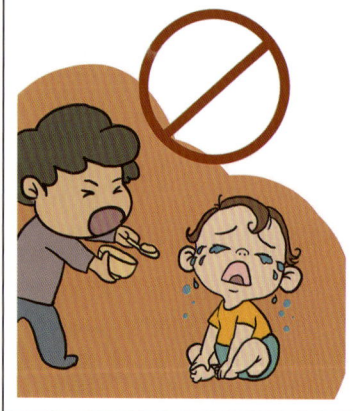

喂养安全

1. 喂药时不要捏着鼻子灌药。

2. 不要在玩耍或奔跑时吃东西。

3. 泡腾片一定要用水溶解后服用,直接口服可产生过多气泡,导致窒息。

八、点燃家庭的希望——儿童心肺复苏

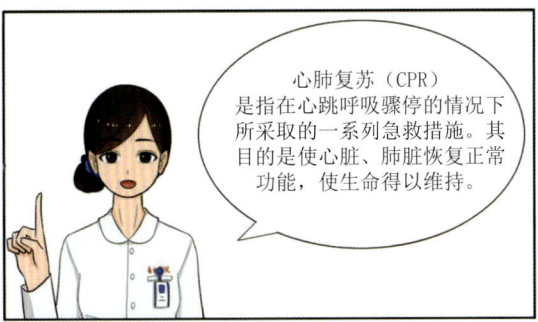

心肺复苏（CPR）是指在心跳呼吸骤停的情况下所采取的一系列急救措施。其目的是使心脏、肺脏恢复正常功能，使生命得以维持。

危险因素——意外

包括外伤、车祸、溺水、触电、雷击、烧伤，误服药品或毒品，自杀等。

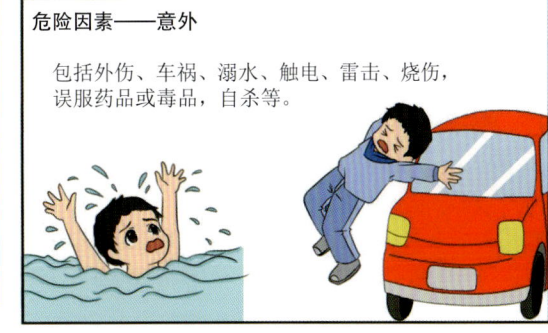

危险因素——疾病

1. 呼吸系统疾病：儿童最常见，尤其是新生儿。
2. 心血管系统疾病：成人最常见。
3. 神经系统疾病。
4. 某些诊疗操作所致。

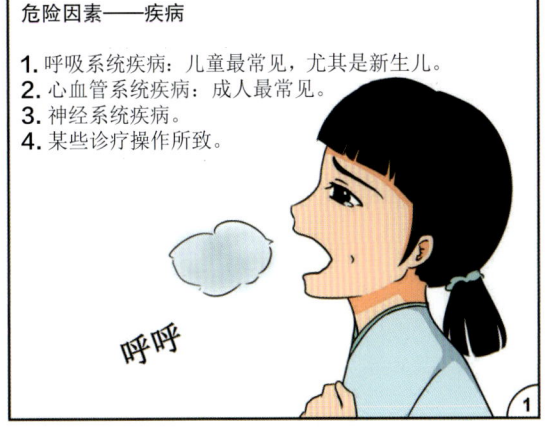

心肺复苏

1. 胸外按压。
2. 通畅气道。
3. 人工呼吸。

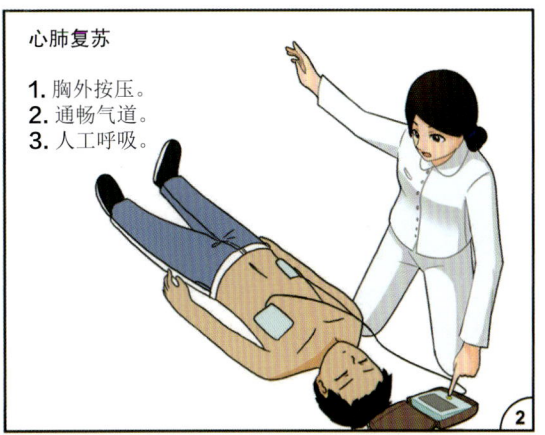

评估现场是否安全

1. 检查反应：轻拍患者双肩，并大声说话："喂！你怎么了？"对于婴儿，轻拍足底。

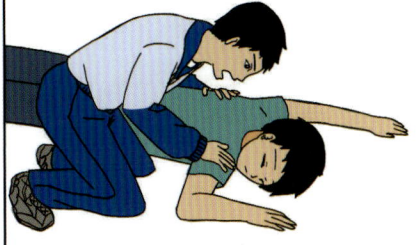

2. 启动紧急反应系统：如患儿无反应，须大声呼救，拨打120，获得自动体外除颤器（automatic external defibrillator, AED）或手动除颤仪。

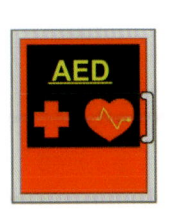 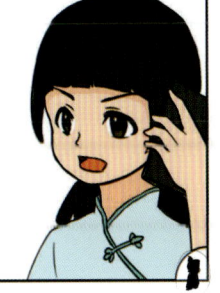

胸外按压

1. 婴儿：可用双指按压法（两手指置于乳头连线下方按压胸骨），或双手环抱拇指按压法（两手掌及四手指托住两侧背部，双手拇指按压胸骨下1/3处）。

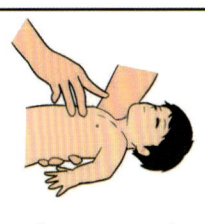
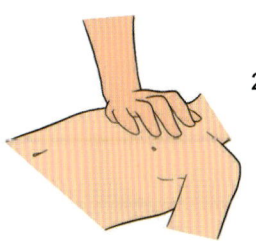

2. <8岁：可用单手按压法，手掌根部置于胸骨下半段，手掌根的长轴与胸骨的长轴方向一致。

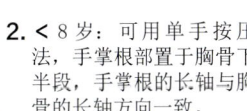

3. >8岁：可用双手按压法，手掌根部重叠放在另一手背上，十指相扣。下面手的手指抬起来，手掌根部垂直按压胸骨下半部分。

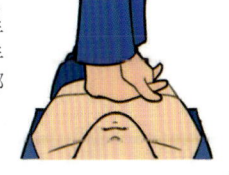

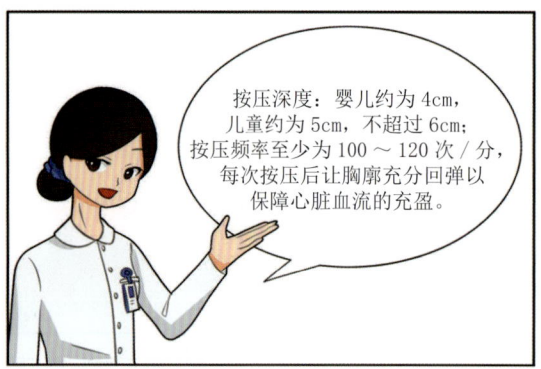

按压深度：婴儿约为4cm，儿童约为5cm，不超过6cm；按压频率至少为100～120次/分，每次按压后让胸廓充分回弹以保障心脏血流的充盈。

2. 托颌法：将双手放置于患儿头部两侧，握住下颌角向上托下颌，使头部后仰为下颌角与耳垂连线和地面成60°（儿童）或30°（婴儿）。非医务人员不宜使用。

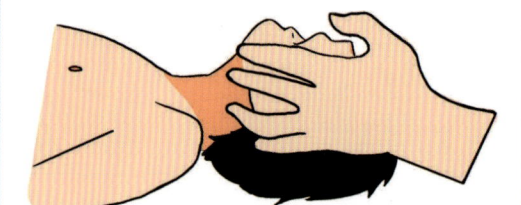

开放气道

1. 仰头抬颏法：用一只手的小鱼际（手掌外侧缘）部位置于患儿前额，另一只手的食指、中指置于下颏将下颌骨上提，使下颌角与耳垂的连线和地面垂直。注意手指不要压颏下软组织，以免阻塞气道。

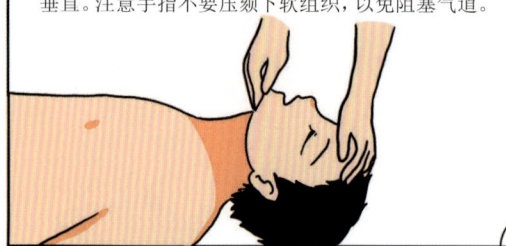

建立呼吸

口对口或口与口鼻进行通气，避免过度通气，要使胸廓抬起的最小潮气量即可。

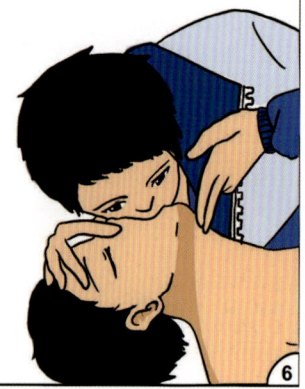

电击除颤/复律

使用AED前先开通电源，粘贴电极板，分析心律（此时不可接触患者），充电，再次确认无人接触，实施除颤。

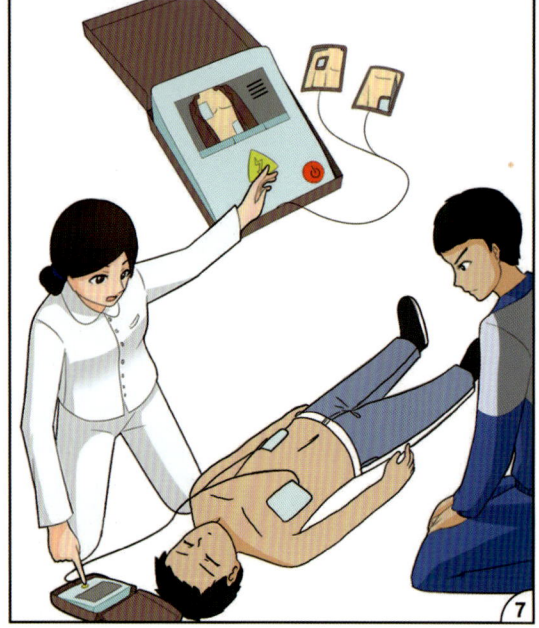

胸外按压与人工呼吸

1. 单人复苏：胸外按压和人工呼吸比为30∶2，即胸外按压30次后，给予2次有效人工呼吸。
2. 双人复苏：胸外按压和人工呼吸比为15∶2，即胸外按压15次后，给予2次有效人工呼吸。
3. 儿童溺水：人工呼吸2次，再进行胸外按压。

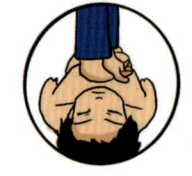 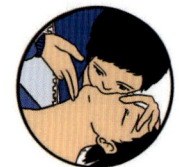

2分钟后评估儿童状态、意识、面色、呼吸、脉搏（婴儿肱动脉、儿童颈动脉）、瞳孔等。

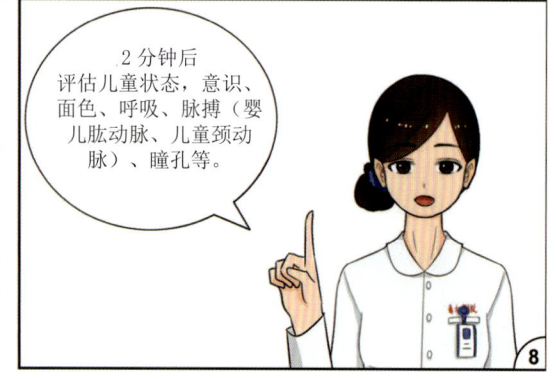

心肺复苏

"救"在身边，小爱提醒：

胸外按压

1. 婴儿：可用双指按压法（两手指置于乳头连线下方按压胸骨），或双手环抱拇指按压法（两手掌及四手指托住两侧背部，双手拇指按压胸骨下 1/3 处）。
2. <8 岁：可用单手按压法，手掌根部置于胸骨下半段，手掌根的长轴与胸骨的长轴方向一致。

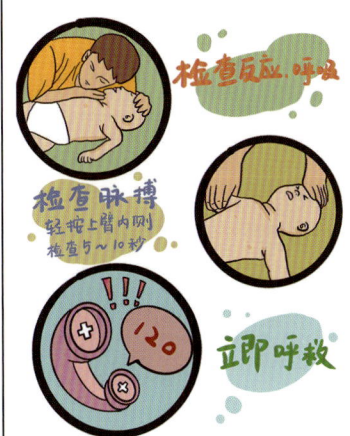

胸外按压

3. >8 岁：可用双手按压法。手掌根部重叠放在另一手背上，十指相扣。下面手的手指抬起来，手掌根部垂直按压胸骨下半部分。
4. 按压深度：婴儿约 4cm，儿童约 5cm，不超过 6cm。按压频率至少为 100～120 次/分，每次按压后让胸廓充分回弹以保障心脏血流的充盈。

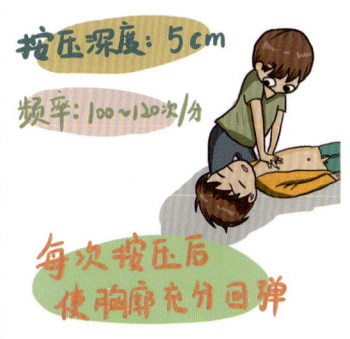

心肺复苏要点

1. 检查环境是否安全。
2. 检查反应。
3. 大声呼救。
4. 拨打 120。
5. 获得自动体外除颤器（AED）。
6. 胸外按压。
7. 使用正确的方法开放气道，确保气道通畅。
8. 人工呼吸。
9. 除颤。

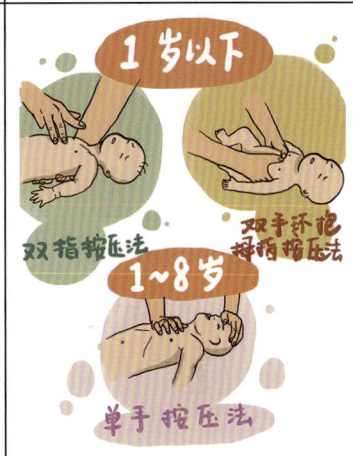

开放气道

1. 仰头抬颏法：用一只手的手掌外缘置于患儿前额，另一只手的食指、中指于下颏将下颌骨上提，使下颌角与耳垂的连线和地面垂直，注意手指不要压颏下软组织，以免阻塞气道。
2. 托颌法：将双手放置于患儿头部两侧，握住下颌角向上托下颌，使头部后仰为下颌角与耳垂连线和地面成 60°（儿童）或 30°（婴儿），非医务人员不宜使用。

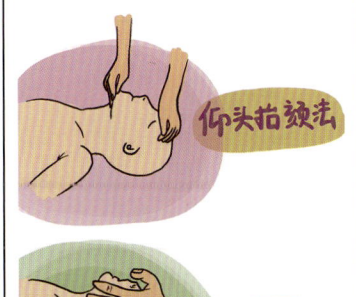

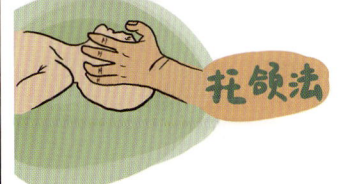

胸外按压与人工呼吸

1. 单人复苏：胸外按压和人工呼吸比为 30：2，即胸外按压 30 次后，给予 2 次有效人工呼吸。
2. 双人复苏：胸外按压和人工呼吸比为 15：2，即胸外按压 15 次后，给予 2 次有效人工呼吸。
3. 2 分钟后评估儿童状态：意识、面色、呼吸、脉搏（婴儿肱动脉，儿童颈动脉）、瞳孔等。

九、"好奇害死猫"——药物中毒

儿童急性中毒是常见临床急症,中国每年约有 2000 名儿童死于中毒。

预防急性中毒

1. 教育儿童识别药物和糖果。
2. 喂药前要认真核对用量及服法。

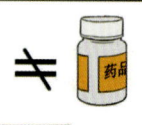

预防急性中毒

1. 把药物和其他有毒物品锁起来放在高处。
2. 大人服药时,不要把药物放在儿童能触及的地方。
3. 勿储存大量的有毒制剂,有毒物质的外包装保存原有的标签,及时丢弃盛放有毒物质的空容器。
4. 不要用饮料瓶盛放其他物品,以免造成儿童误服。

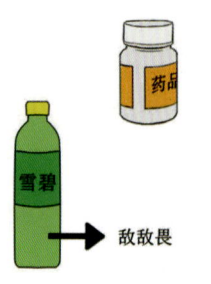
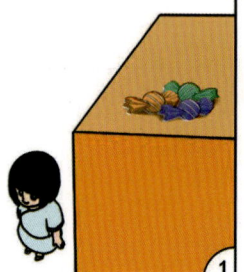

预防急性中毒

1. 学会识别有毒的物质。
2. 教育儿童不能随便食用户外的植物。
3. 1 岁以下的婴儿不宜服蜂蜜,易导致中毒后出现上睑下垂、吞咽困难、头晕、呼吸困难,甚至死亡。
4. 如果儿童拒绝吃某种食物,应考虑是否有食物变质的可能。

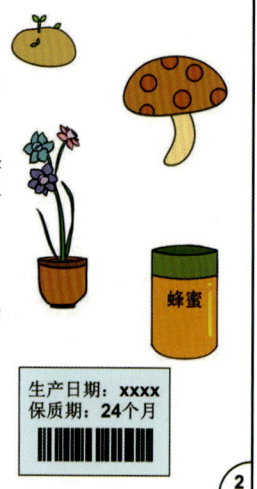

预防急性中毒

1. 药物包装剂量减少。
2. 儿童安全包装也可降低风险。
3. 慎用高毒农药和消毒剂。

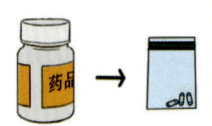

慢性中毒

儿童慢性中毒包括汞中毒、双酚 A 中毒、亚硝酸盐中毒、铅中毒等。海洋、河流中可能存在汞,塑料中可能有双酚 A,老旧水管、颜料中可能含有铅。

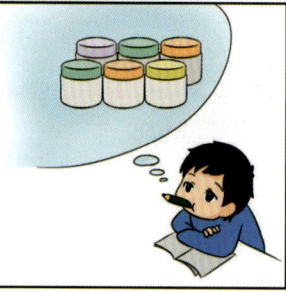

急性中毒的处置

1. 催吐:适于药物和植物中毒。用手指刺激喉咙后壁,引发呕吐,也可以喝清水催吐。禁止使用浓盐水催吐!中毒后昏迷的儿童,洗涤剂和腐蚀性物质、石蜡油中毒者禁止催吐。
2. 稀释:腐蚀性物质中毒可用水稀释,不能用牛奶稀释。
3. 消泡:洗涤剂中毒时不要饮水,可以用干面包消泡。
4. 医用炭:没有风险和副作用,可吸附毒物,可放在果汁和可乐中饮用。

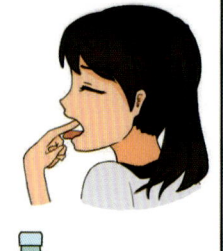
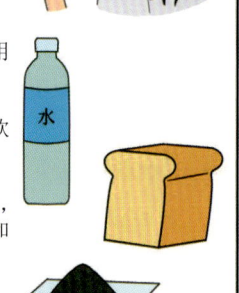

预防措施

1. 儿童应吃含汞量较少的金枪鱼、三文鱼等,每周应少于 350g。
2. 购买经过认证的不含双酚 A 的塑料奶瓶或玻璃奶瓶。
3. 用水前,先打开水龙头让水流 2 分钟左右,可降低水管中的污染物。
4. 经常开窗通风。

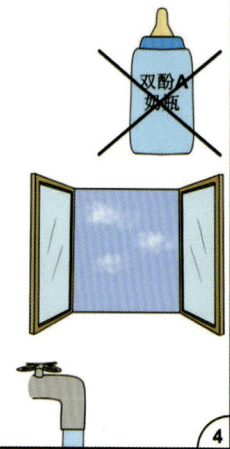

药物中毒

"救"在身边，小爱提醒：

高发性

儿童急性中毒是常见临床急症，中国每年约有2000名儿童死于中毒。常见毒物包括农药、药物、日用化学品（家用清洁剂，如洗衣粉、洁厕剂）、有毒生物（蘑菇、植物、动物等）。其他中毒包括一氧化碳、甲烷、汽油、家具、装修材料等。

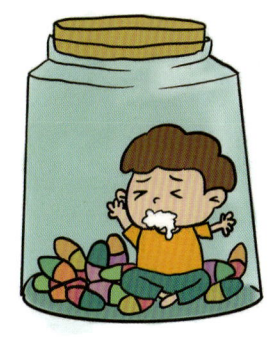

加强监护

1. 把药物和其他有毒物品锁起来放在高处，或儿童无法拿到的橱柜里、抽屉里。
2. 有毒物质的外包装上保存原有的标签，及时丢弃盛放过有毒物质的空容器。
3. 不要用饮料瓶盛放有毒物质，以免儿童误服。
4. 认识药物的危险性，吃药时不要说"这是糖果"！

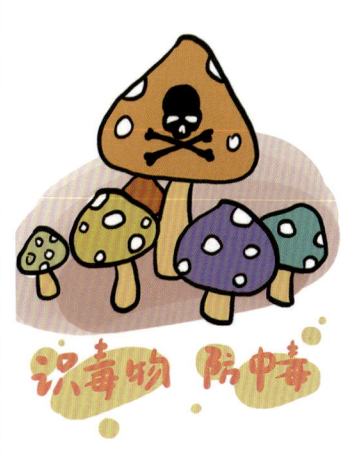

急救措施

1. 催吐：适于药物和植物中毒，可以用手指刺激喉咙后壁，引发呕吐，也可以给儿童喝清水催吐（禁止使用浓盐水催吐！中毒后昏迷的儿童禁止催吐！洗涤剂和腐蚀性物质中毒时禁止催吐！石蜡油中毒禁止催吐！）
2. 稀释：腐蚀性物质（强酸、强碱）中毒可用饮水稀释毒性，不能用牛奶稀释。
3. 消泡、洗涤剂中毒时不要饮水，避免产生泡沫，导致窒息。也可以用干面包消泡。

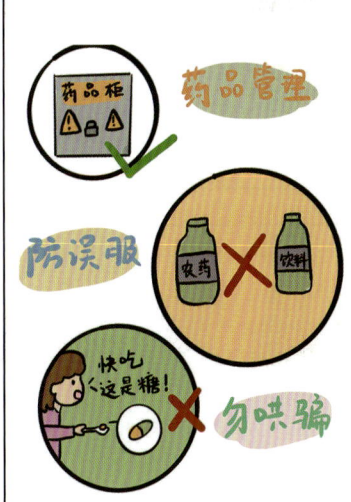

儿童教育

1. 识别有毒的物质，如：发芽的土豆，蘑菇。
2. 不能随便食用户外的植物，家中的植物应放在儿童够不到的地方。
3. 不要给1岁以下的婴儿服用蜂蜜，以免中毒，出现上睑下垂、吞咽困难、头晕、呼吸困难，甚至死亡。

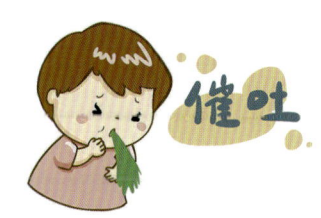
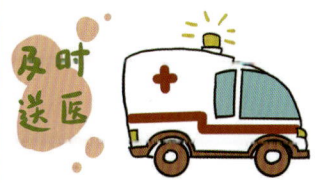

预防措施

1. 儿童应避免食用含汞量高的大型食肉鱼，如国干鲭、旗鱼、鲨鱼及方头鱼等。
2. 购买经过认证的不含双酚A的塑料奶瓶，玻璃奶瓶是很好的选择。
3. 烹饪应使用自来水，不要用热水器中的水，容易有污染物。
4. 经常开窗通风。

十、安全座椅，守护安全——儿童安全座椅

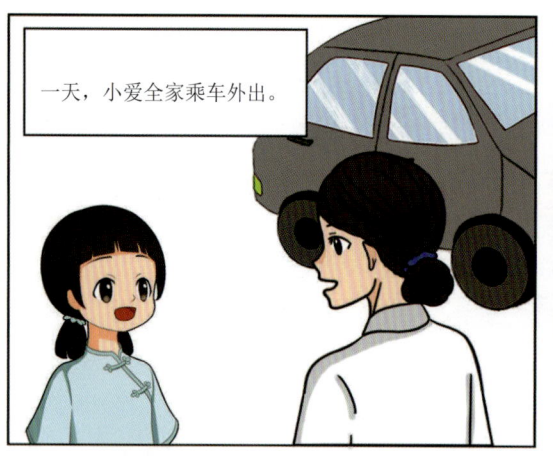

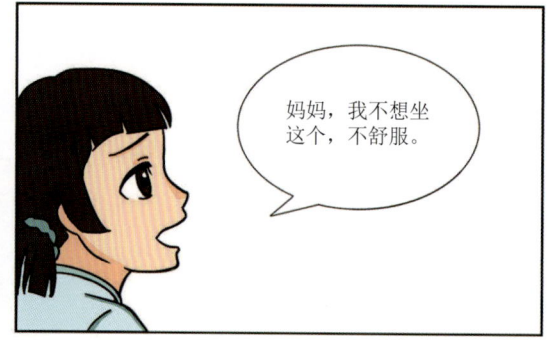

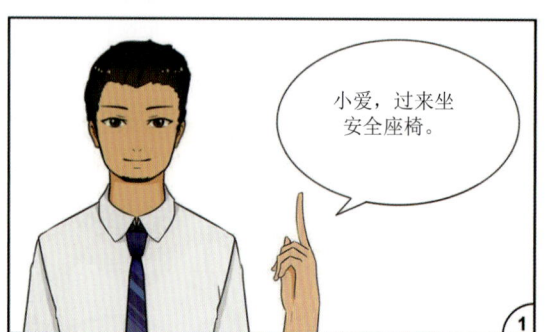

儿童交通事故现状

交通事故引起的儿童死亡多数与儿童没有使用约束装置有关。

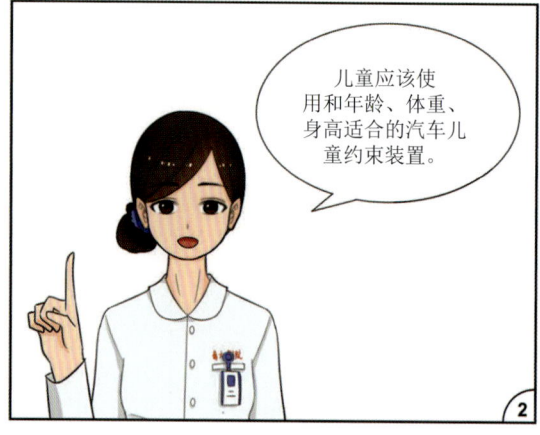

1. 婴儿和2岁以下儿童：
使用面朝后的儿童安全座椅。

约束装置的选择

根据儿童年龄选择安全座椅、安全带及增高座椅。家长应了解座椅对体重和身高限制的说明。

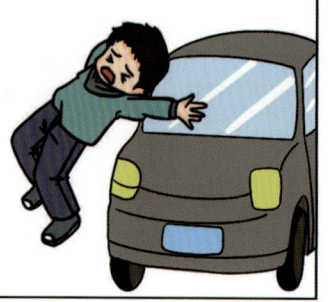

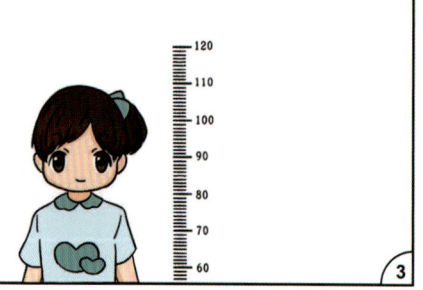

2. 年龄2～5岁

应使用固定在后座，面向前方的儿童安全座椅。

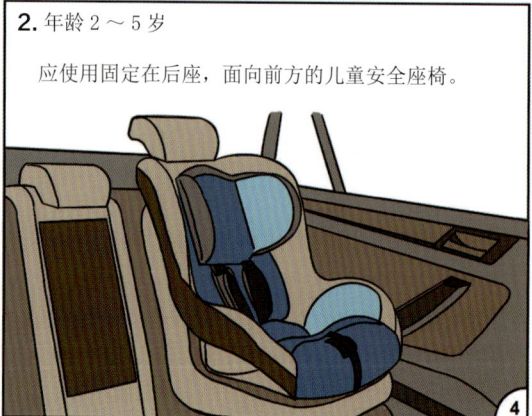

3.5 岁以后

一旦儿童超过使用安全座椅规定的身高或体重上限,应改用增高座椅,直到能够使用安全带。

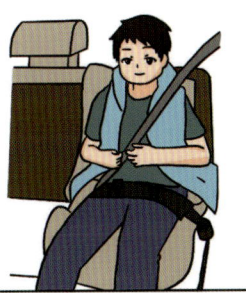

4. 安全带

安全带适合的标准:腰带可以横跨大腿(而不是腹部),肩带可以横跨胸部(而不是颈部)。

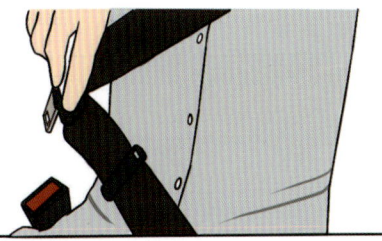

注意事项:安装使用事项

1. 根据用户手册安装、使用儿童安全座椅和增高座椅,或请厂家技术人员来安装。

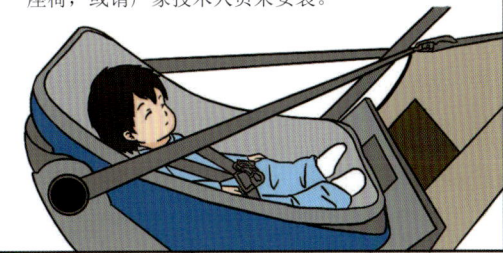

2. 12岁以下的孩子应坐在后排座位并系上安全带。

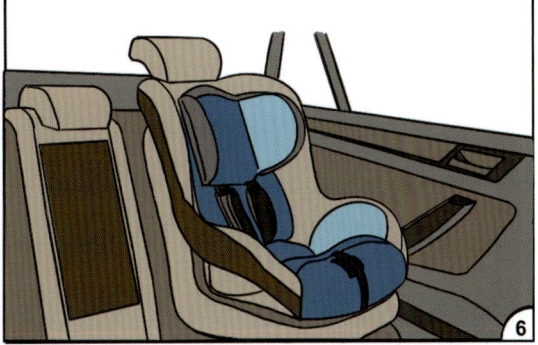

3. 不要让孩子坐在安全气囊前面,安全气囊对前排座位上的儿童有致命危险。

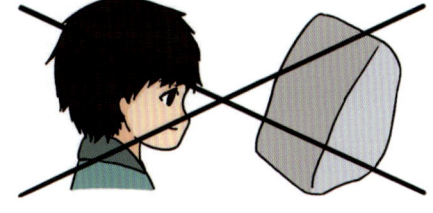

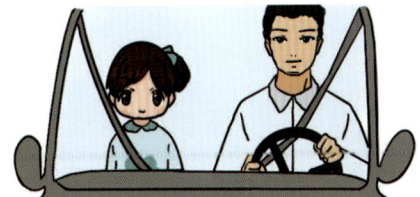

4. 不要在汽车安全气囊前面放置面向后方的儿童安全座椅。

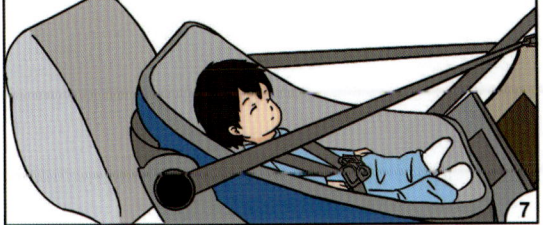

父母须知

1. 无论路途长短,每次旅行时都要把孩子固定在儿童安全座椅、增高座椅上,或系好安全带。

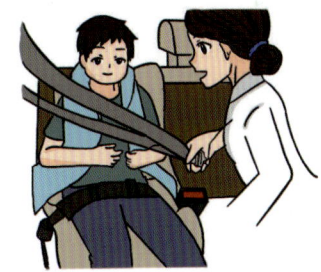

2. 父母和照护者要系好安全带。

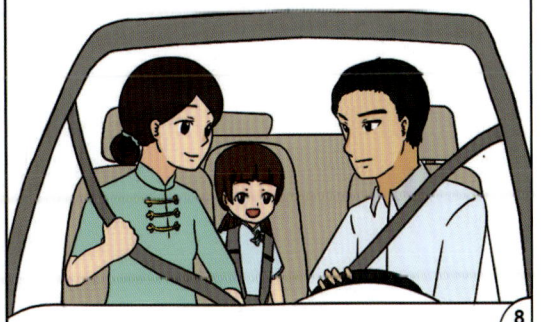

儿童安全座椅

"救"在身边,小謦提醒:

安全座椅的重要性

据统计,交通事故已经成为中国14岁以下儿童的第一死因,中国儿童交通事故死亡率是欧洲的2.5倍、美国的2.6倍。儿童安全座椅是全世界公认的儿童乘车时最有效的保护设备。

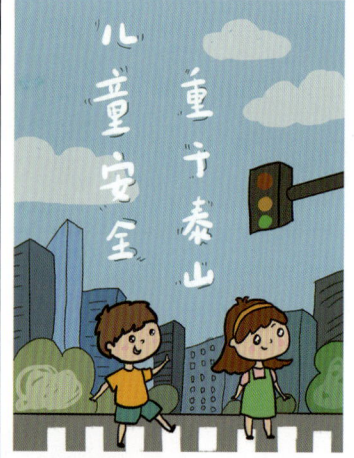

安全座椅的保护性

当车体遭受突然撞击时,正确使用儿童安全座椅可使1岁以内儿童潜在的车祸伤亡率有效降低70%;1~4岁儿童的死亡率降低54%;4~7岁儿童的死亡率降低59%。遗憾的是,中国儿童汽车安全座椅的使用率还不到1%。

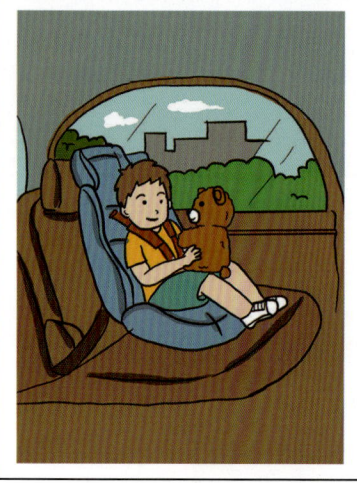

如何选择安全座椅

1. 看固定方式:选择儿童座椅时,首先要注意固定方式。一般带ISOFIX接口的座椅为最好。
2. 看材质和工艺:安全扣具是否结实、安全带的设计是否合理、塑料件是否有毛刺、布料是否透气等。
3. 看认证标志:儿童座椅都有ECE的认证标志,但是鉴别好坏还是以材质工艺为参考。

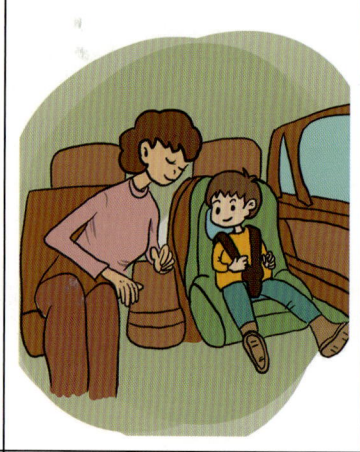

误区

开车时许多家长喜欢把孩子抱在怀中,这是很危险的!儿童乘车常见的错误:大人抱孩子,给儿童系安全带,让儿童坐在副驾驶位置。

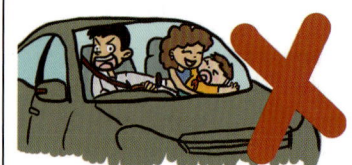

为何要使用安全座椅

1. 保护儿童的躯干和头部。
2. 避免儿童颈部损伤。
3. 避免儿童睡觉时受到伤害。

十一、绿色骑行，守法遵则——自行车安全

道路伤害是5岁以下儿童的主要死亡原因，2017年死亡率是4.28/10万，占意外伤害构成比的57.44%，农村明显高于城市。

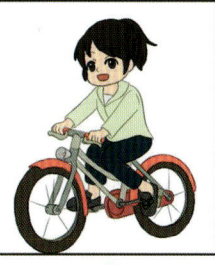

危险因素

1. 儿童及青少年情绪不稳定，注意力易分散、活动能力、判断能力、生活经验和社会知识欠缺。

2. 行为因素：骑快车、逆行骑车、在快车道上骑车、交叉路口闯红灯等违章行为。

3. 车技不佳、自行车型号不匹配、对车况不熟及路面不平。

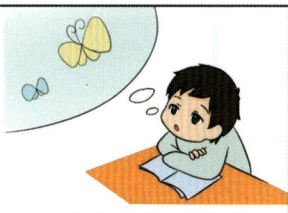
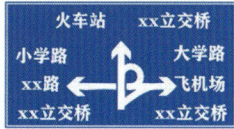

4. 自行车本身存在问题，如刹车失灵等。

5. 恶劣气候条件及儿童平衡能力、控制能力弱。

6. 儿童在骑乘的时候，没有做好安全防范措施。

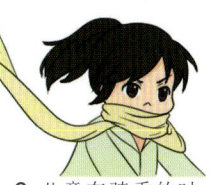
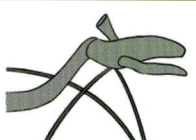
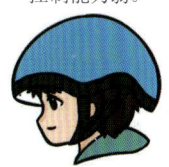

预防措施：头盔的佩戴

1. 头盔可降低碰撞时头部和大脑受伤的风险。
2. 头盔可将死亡风险降低37%，可将头部受伤的风险降低69%。
3. 所有骑自行车的人，无论哪个年龄段，都应佩戴合适的头盔。

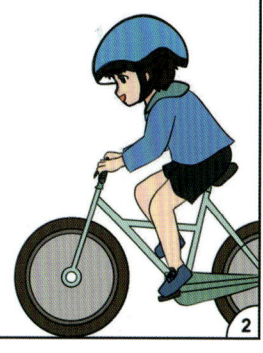

预防措施：主动照明和骑车能见度

1. 主动照明包括前白光、后红灯或其他照明，可提高能见度。
2. 荧光衣可使骑自行车的人在白天更显眼。
3. 穿向后反光的衣服可使自己在夜间更容易被他人发现。

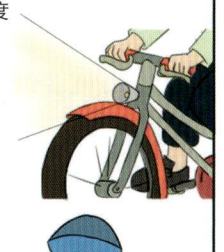
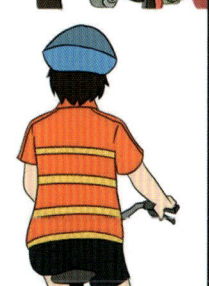

预防措施：加强监护

1. 儿童在骑行的时候一定要有成人监护，以保证安全。

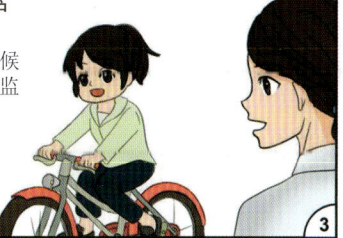

2. 进行儿童骑车安全教育，骑车时督促儿童佩戴好安全护具。

3. 根据儿童的年龄、体重等因素选择适合的儿童车，避免儿童受伤。

4. 骑行前要对车辆进行安全检查。

5. 避免在路面不平整的路段及天气状况不良的情况下骑行。

6. 对儿童进行交通安全和相关法规的教育。

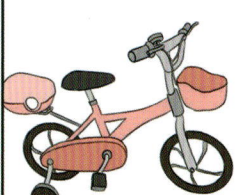
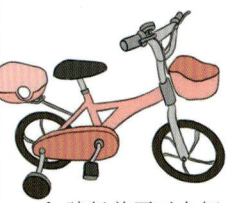
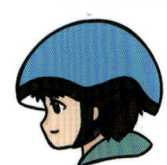
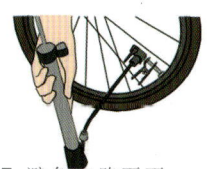

自行车安全

"救"在身边,小爱提醒:

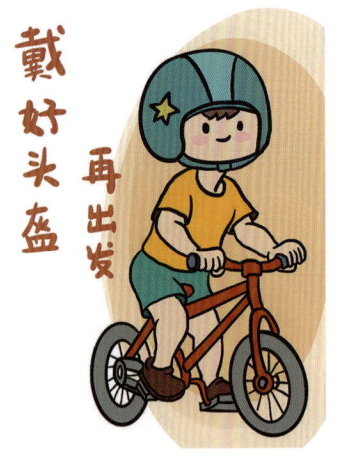

戴好头盔再出发

危险因素

1. 儿童及青少年情绪不稳定,注意力易分散,活动能力、判断能力欠缺。
2. 行为因素:骑快车、逆行骑车、闯红灯等违章行为。
3. 车技不佳、自行车型号不匹配、对车况不熟及路面不平。
4. 自行车本身存在问题,如刹车失灵等。
5. 儿童在骑乘的时候,没有做好安全防范措施。

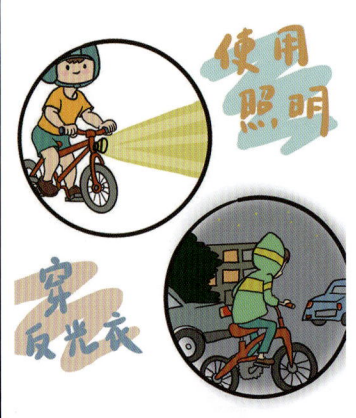

使用照明 穿反光衣

戴头盔

1. 头盔可降低碰撞时头部和大脑受伤的风险。
2. 头盔可以将死亡风险降低37%,可以将头部受伤的风险降低69%。
3. 所有骑自行车的人,无论哪个年龄段,都应佩戴适合自己的头盔。

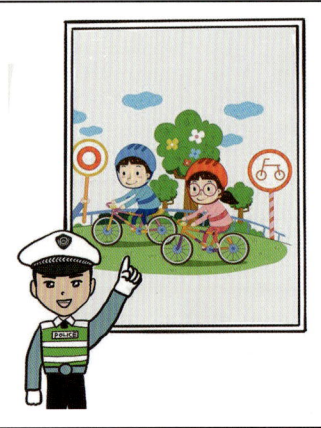

行车照明

1. 主动照明包括前白光、后红灯或其他照明,可提高能见度。
2. 荧光衣可使骑自行车的人在白天更显眼。
3. 向后反光的衣服可使自己在夜间更容易被他人发现。

注意事项

1. 儿童在骑车时一定要有成人在旁监护。
2. 进行儿童骑车安全教育,骑车时佩戴好安全护具等。
3. 根据年龄、体重等选择适合的儿童车。
4. 骑行前要对车辆进行安全检查。
5. 避免在路面不平整的路段及天气状况不良的情况下骑行。
6. 对儿童进行交通安全和相关法规的教育。

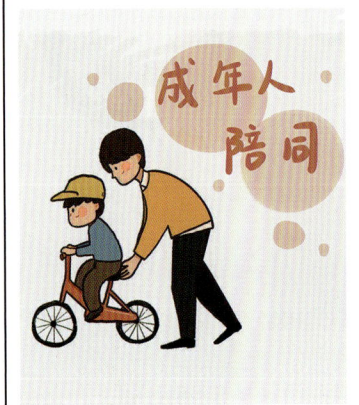

成年人陪同

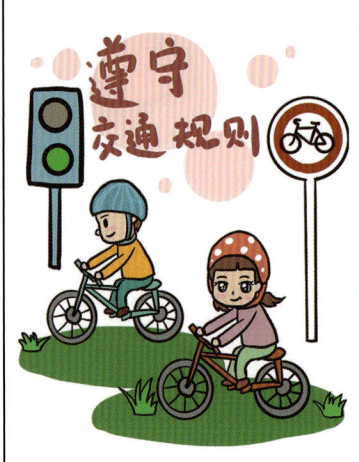

遵守交通规则

十二、不要被可爱的外表所"迷惑"——动物咬伤

2017年4月,一名6岁男孩在芜湖市某小区内被一条黑狗扑倒后咬伤面部,虽然及时进行了治疗并打了狂犬疫苗,可是8天后,孩子还是因抢救无效不幸离世。

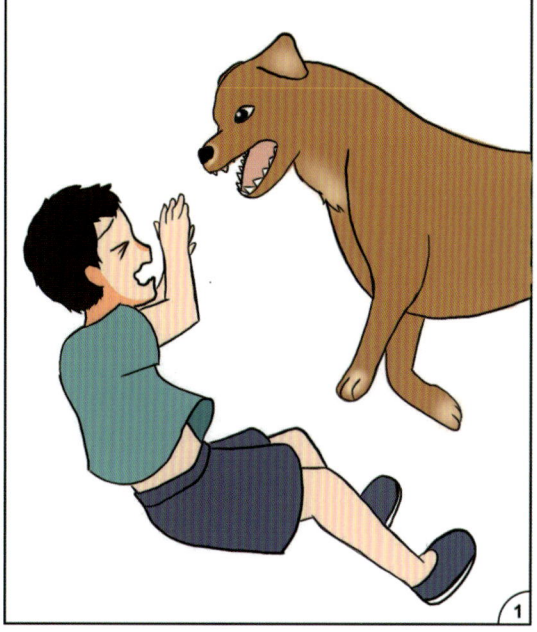

常见动物

动物咬伤是严重的公共卫生问题,很多动物都可咬伤人,以猫和狗最常见。

儿童动物咬伤的高发性

儿童最容易被动物咬伤,数据显示70%～80%的狗咬伤死亡见于儿童。

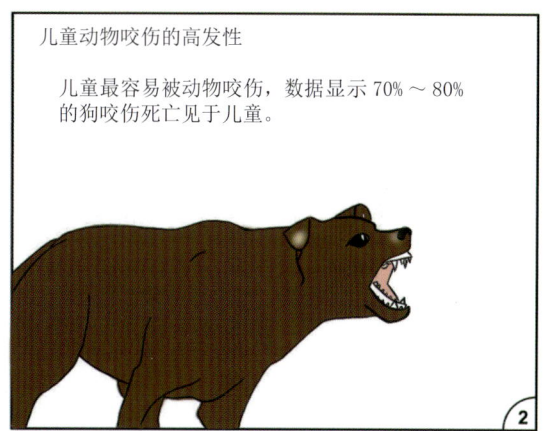

预防措施

1. 不要让儿童单独与动物在一起。
2. 宠物要和孩子保持一定的距离,避免过于亲昵,婴幼儿不要拥抱和亲吻宠物,不要戏弄宠物。
3. 狗会将婴儿、家庭新成员当作入侵者,如果家里有新生婴儿,应加强对狗的看护。

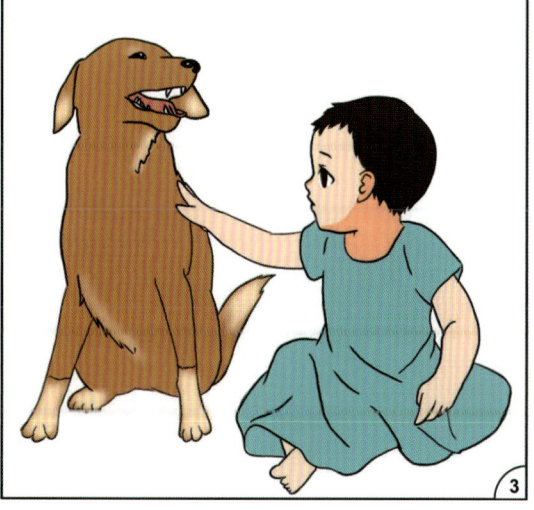

教育儿童如何预防狗咬伤

1. 避免与狗直接眼神接触。

2. 不要接近正在进食的狗。

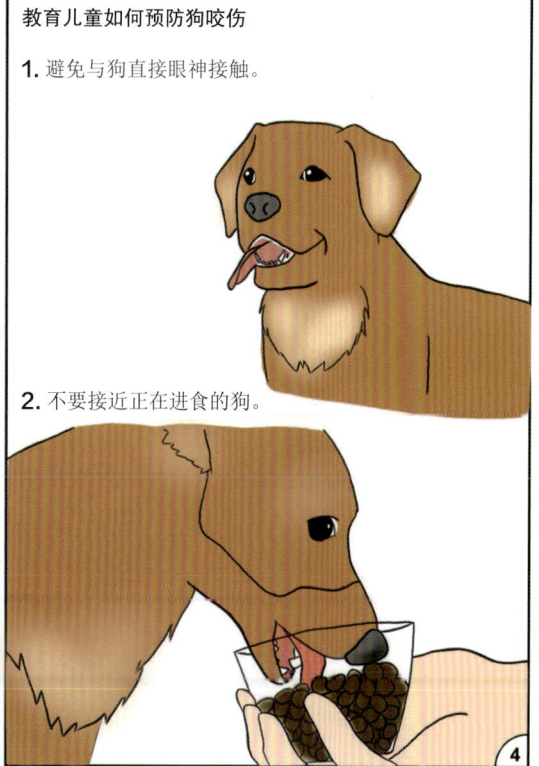

3. 狗打斗时，不要试图将它们分开

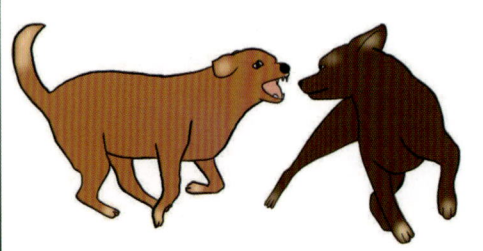

4. 教育儿童被陌生的狗接近或追逐时，不要动、不要跑或做出恐吓的动作，应面向狗，慢慢后退，渐渐远离。

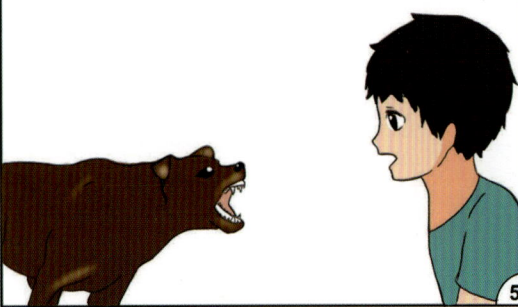

5. 识别不友好的狗：僵直的身体、坚挺的尾巴、蹲伏姿势，凝视的表情和吠叫声。

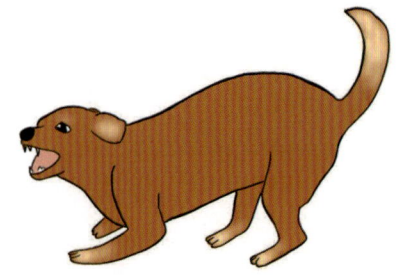

6. 给狗戴嘴套、拴狗链

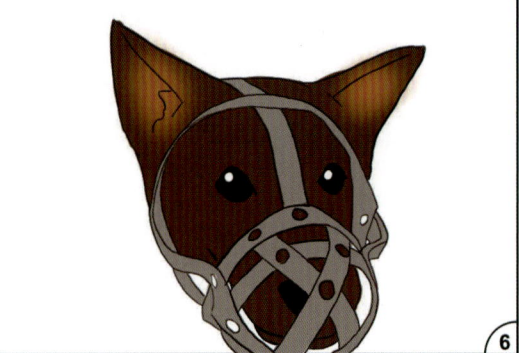

处理措施

1. 反复询问，仔细检查，不放过微小的伤口。

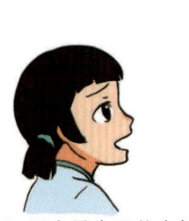

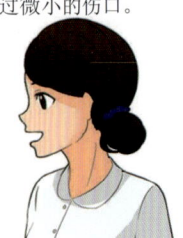

2. 用大量生理盐水加压冲洗伤口，去除坏死组织和异物，注射破伤风、狂犬疫苗、狂犬免疫球蛋白。

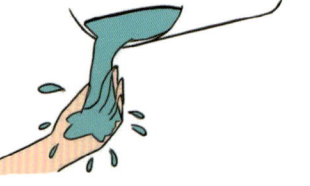

3. 尽量不缝合伤口，以免增加感染风险。被动物咬伤的部位不能用嘴去吸污血。

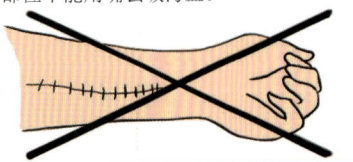

4. 小伤口可以预防性口服阿莫西林/克拉维酸；对β-内酰胺类药物过敏的儿童，可用广谱头孢菌素或复方新诺明加上克林霉素。

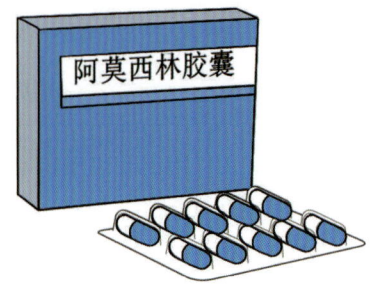

5. 严重的伤口应静脉滴注氨苄西林。

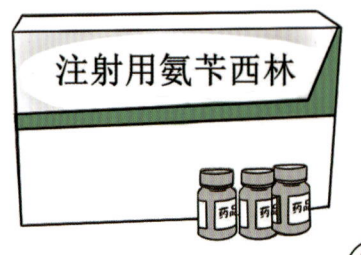

动物咬伤

"救"在身边，小萱提醒：

预防措施

1. 勿让儿童单独与动物在一起。
2. 与宠物保持距离。
3. 加强对狗的看护。

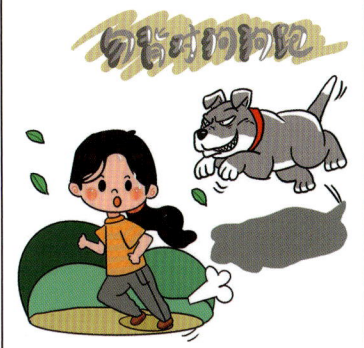

预防狗咬伤

避免与狗直接眼神接触；不要接近正在进食的狗；狗打斗勿试图将它们分开；狗接近或追逐儿童时，不要动、不要跑或做出恐吓的动作，应面向狗，慢慢后退，直到远离。

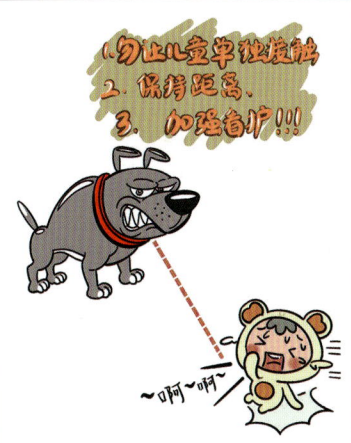

识别狗不友好特征

1. 僵直的身体。
2. 坚挺的尾巴。
3. 蹲伏姿势。
4. 凝视的表情和吠叫声。

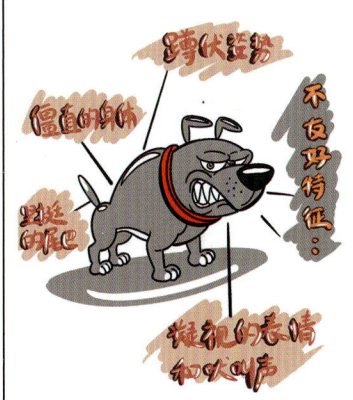

处理措施

1. 反复询问，仔细检查。
2. 用大量生理盐水加压冲洗伤口，去除坏死组织和异物，注射破伤风、狂犬疫苗、狂犬免疫球蛋白。
3. 尽量不缝合伤口，被动物咬伤的部位不能用嘴去吸污血。

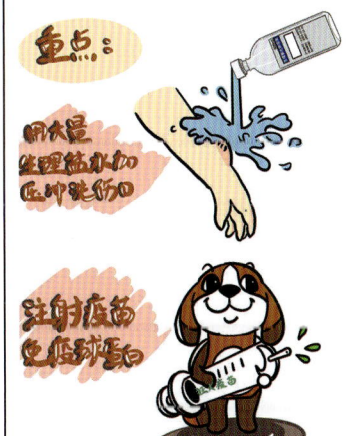

处理措施

4. 小伤口可预防性口服阿莫西林/克拉维酸；对β-内酰胺类药物过敏的儿童，可用广谱头孢菌素或者复方新诺明加上克林霉素。
5. 严重的伤口应静脉滴注氨苄西林。

十三、甜蜜外表下可能是有毒的"爪牙"——蜜蜂、马蜂蜇伤

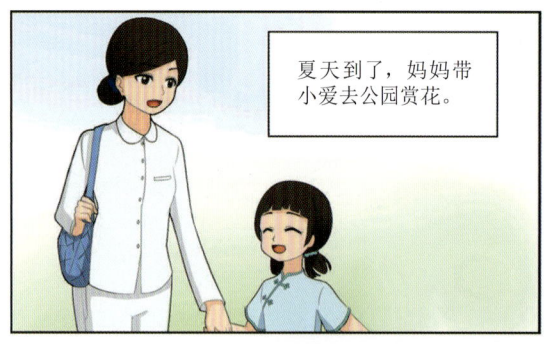

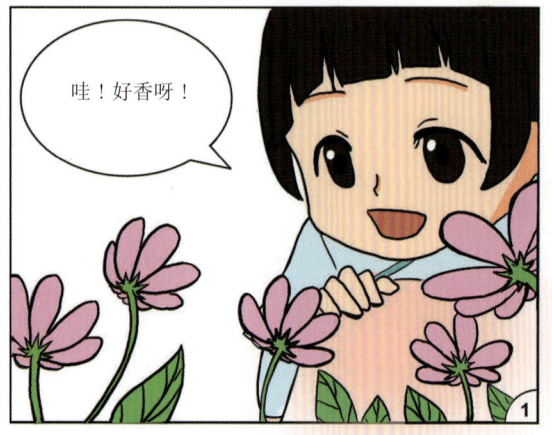

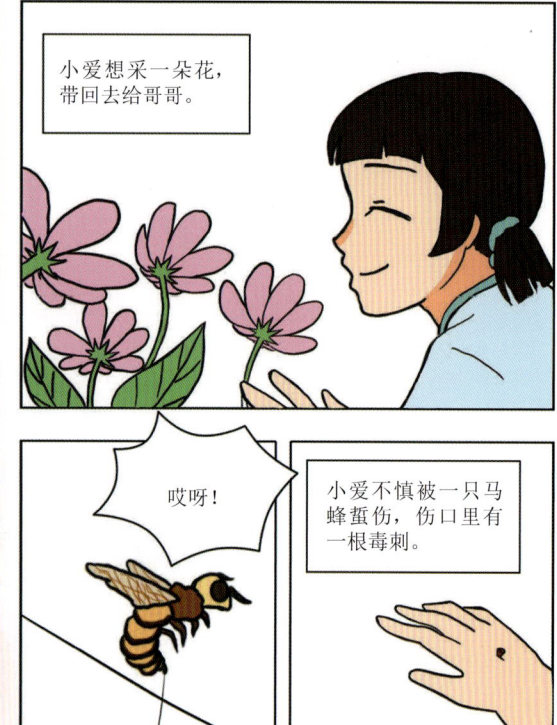

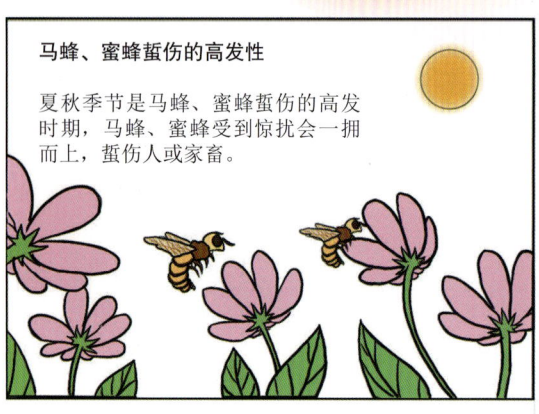

马蜂、蜜蜂蜇伤的高发性

夏秋季节是马蜂、蜜蜂蜇伤的高发时期，马蜂、蜜蜂受到惊扰会一拥而上，蜇伤人或家畜。

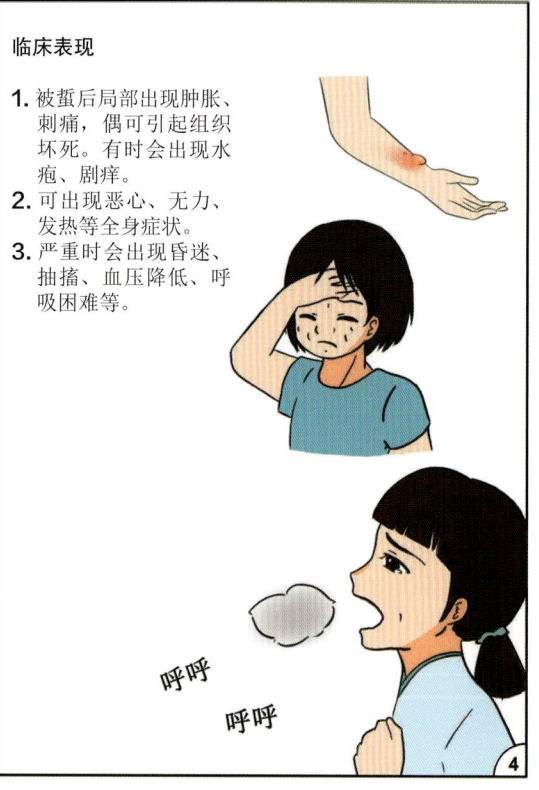

临床表现

1. 被蜇后局部出现肿胀、刺痛，偶可引起组织坏死。有时会出现水疱、剧痒。
2. 可出现恶心、无力、发热等全身症状。
3. 严重时会出现昏迷、抽搐、血压降低、呼吸困难等。

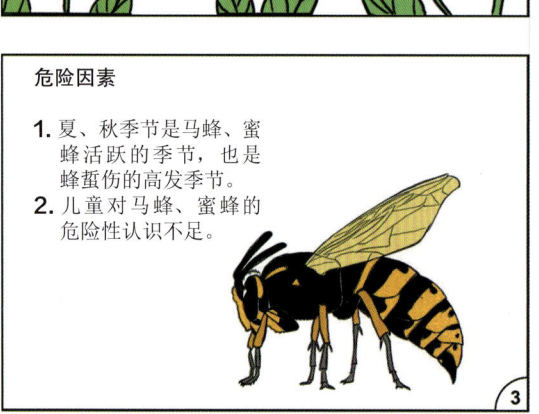

危险因素

1. 夏、秋季节是马蜂、蜜蜂活跃的季节，也是蜂蜇伤的高发季节。
2. 儿童对马蜂、蜜蜂的危险性认识不足。

预防措施：远离蜂类

1. 教育孩子认识马蜂、蜜蜂等昆虫的危险性。

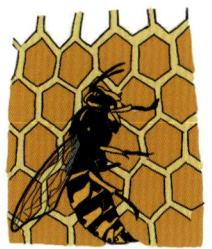

2. 远离蜂类活动区域，如草丛、花丛、灌木丛和蜂巢周围等。

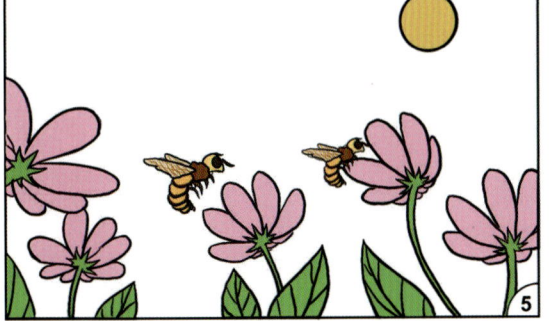

3. 避免激惹蜂类，如拍打、扔石子、喷洒水等。

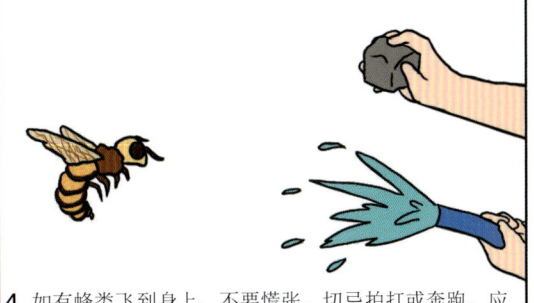

4. 如有蜂类飞到身上，不要慌张，切忌拍打或奔跑，应慢慢走开，远离蜂巢，蜜蜂会自行飞走。

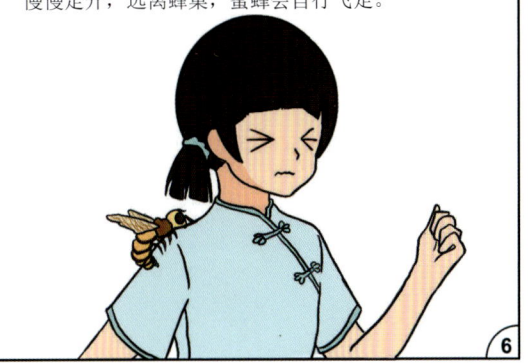

遇蜂类攻击的预防措施

1. 立即用衣物遮盖头颈部，向蜂巢或蜂群相反的方向快速逃离。或用衣物遮盖全身皮肤，原地趴下。

2. 不要试图反击，蜂群会越战越勇。

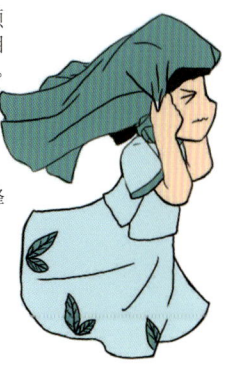

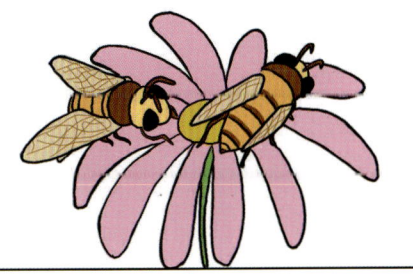

伤口处理

1. 如伤口有蜂针，应立即用针、镊子或指甲剪等将蜂针挑出或拔出。切忌挤压伤口，以免毒素扩散。

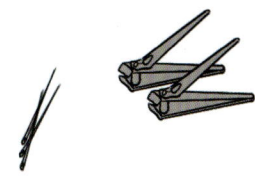

2. 蜜蜂、蝎蜇伤，蜈蚣咬伤等，可用碱性液体，如5%碳酸氢钠、肥皂水、淡石灰水冲洗伤口，中和酸性毒素。蝎子蜇伤，可用冰块冷敷局部，起到止痛和防止毒素扩散的作用。

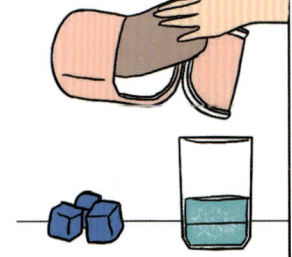

3. 尽快到医院检查、处理伤口。

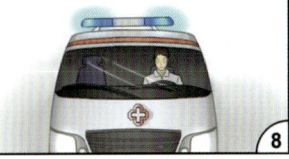

蜜蜂、马蜂蜇伤

"救"在身边，小爱提醒：

知晓危险因素

1. 夏秋季节是马蜂、蜜蜂活跃的季节，也是蜂蜇伤的高发季节。
2. 儿童对马蜂、蜜蜂的危险性认识不足。

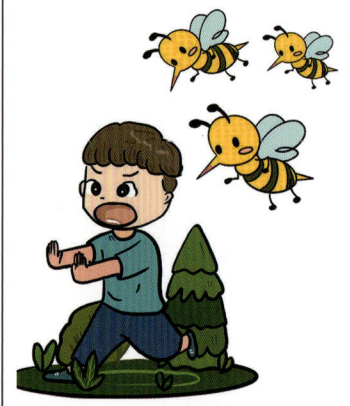

识别临床表现

1. 局部肿胀、刺痛，偶可引起组织坏死。有时会出现水疱、剧痒。
2. 有恶心、无力、发热等全身症状。
3. 严重时会昏迷、抽搐、血压降低、呼吸困难等。

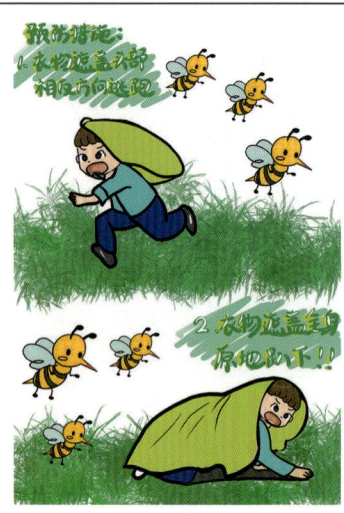

马蜂、蜜蜂蜇伤高发性

夏秋季节是马蜂、蜜蜂蜇伤的高发时期，马蜂、蜜蜂受到惊扰会一拥而上，蜇伤人或家畜。

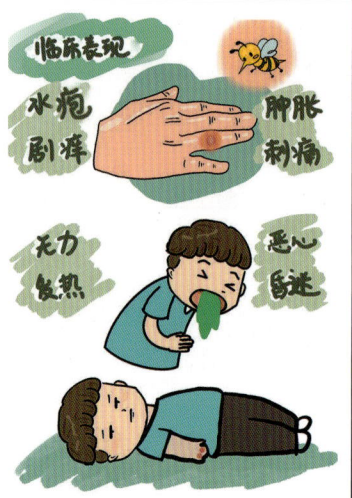

预防措施

1. 立即用衣物遮盖头颈部，向蜂巢或蜂群相反的方向快速逃离。或用衣物遮盖全身皮肤，原地趴下。
2. 不要试图反击，蜂群会越战越勇。

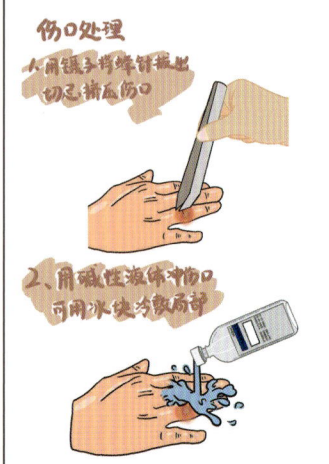

伤口处理

1. 如伤口有蜂针，立即使用针、镊子或指甲剪等将蜂针挑出或拔出，切忌挤压伤口。
2. 蜜蜂、蝎蜇伤，蜈蚣咬伤等，可用碱性液体，如5%碳酸氢钠、肥皂水、淡石灰水冲洗伤口，蝎子蜇伤，可用冰块冷敷局部。
3. 尽快到医院检查、处理伤口。

十四、消毒止血外固定，遵循原则能保命——外伤的处理

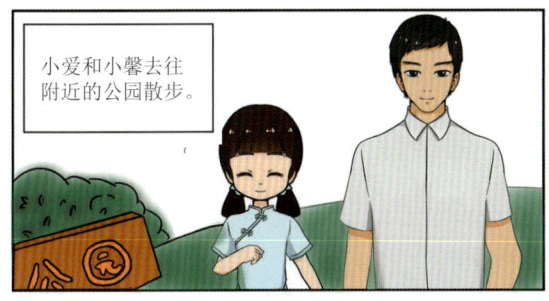

小爱和小馨去往附近的公园散步。

突然有人骑着自行车冲了过来，小馨赶忙护住妹妹。

小馨被自行车撞倒，胳膊划伤，流了很多血。

1

儿童天性活泼爱动，很容易磕着碰着。因此家里要准常备外用药、纱布、绷带、脱脂棉等。

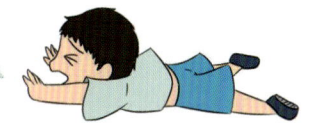

家庭急救包要常备创可贴、医用胶布、纱布、绷带、三角巾、脱脂棉、75%酒精、碘伏、镊子等。如遇到外伤而没有专业的材料时可就地取材：衣服、毛巾、口罩、领带、床单等都可以临时使用。取材原则是清洁、柔软、吸水力强。可给儿童创可贴作为玩具，锻炼其包扎伤口的能力。

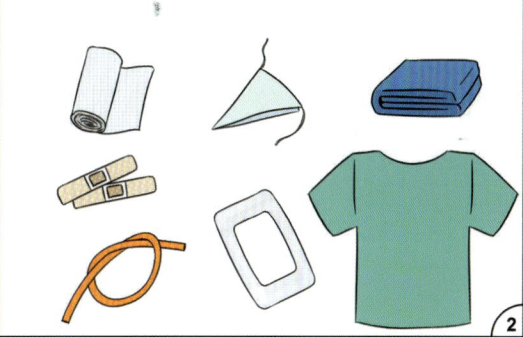

2

伤口处理：清洁伤口

1. 流血少的伤口可以挤压，将污物和病原体排出。
2. 最好用无菌生理盐水冲洗，也可用自来水冲洗。
3. 无菌纱布由内而外清洁。

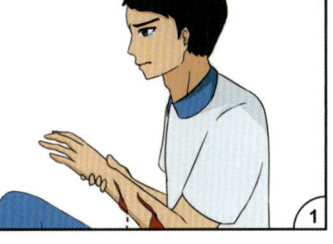

伤口处理：注射破伤风抗毒素。

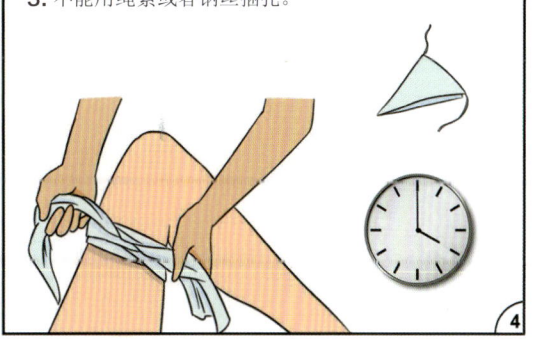

捆扎止血法：将毛巾或三角巾折叠起来，牢牢捆扎在上臂和大腿处，适用于腿和手臂出血。

1. 记录捆扎时间。
2. 捆扎时间不能超过2小时。
3. 不能用绳索或者钢丝捆扎。

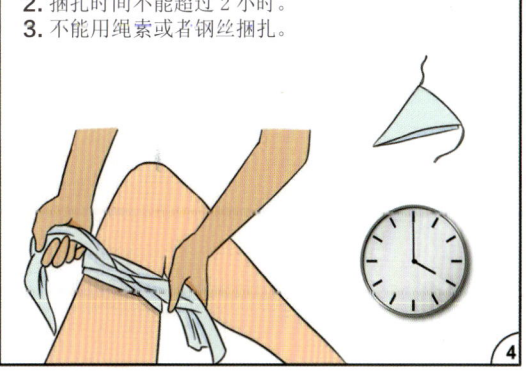

4

伤口处理：消毒伤口

儿童用聚乙烯酮碘消毒，无灼痛感。
注意：消毒不能代替清洁伤口，小伤口尽量不用消毒剂，以免影响愈合。

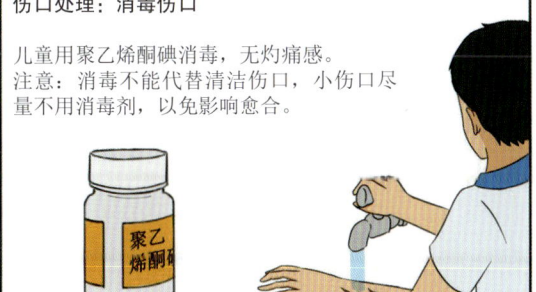

3

按压止血

用拇指直接按压受伤部位附近的动脉血管,可止住大部分出血,最有效的止血部位在腹股沟和上臂内侧。抬高出血部位,减少出血。

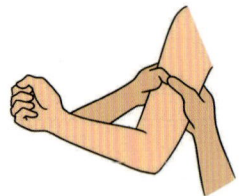

加压包扎止血

用两条纱布绷带一起包扎。一个固定左右,一个起加压作用。压迫包扎可长时间使用,关注包扎处远端肢体的颜色和温度。

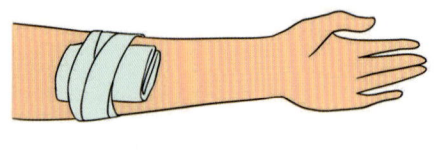

异物

不要将异物拔出,以免发生大出血。要将异物留在伤口内,将加压垫放在异物两边,然后用绷带固定。

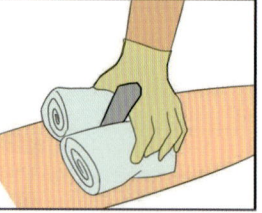

断肢处理

如果肢体离断,应将断指保持无菌、干燥、冷藏(不是冷冻)运送到医院。需要两个塑料袋和一些冰水。

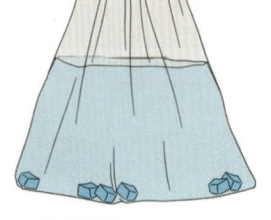

外伤处理常见错误

1. 涂各种消毒液,不仅疼痛,还会影响伤口愈合。
2. 用云南白药止血:容易造成感染。

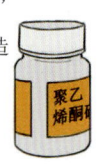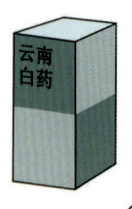

注意事项

1. 动作要迅速准确,不能加重伤员的疼痛、出血和污染伤口。
2. 包扎不宜太紧,以免影响血液循环;包扎太松会使敷料脱落或移动。
3. 最好用消毒的敷料覆盖伤口,紧急情况下也可用清洁的布片。
4. 包扎四肢时,指(趾)最好暴露在外面,以便观察。
5. 应用三角巾包扎时,要拉紧角固定,同时尽量保持中心伸展,要贴实,打结要牢固。

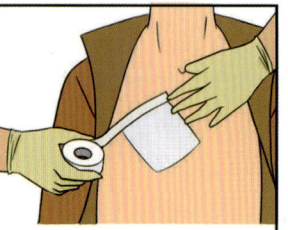
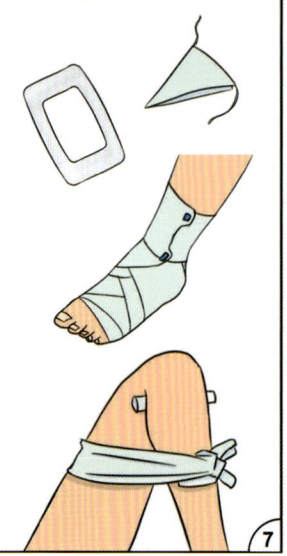

遵守原则

1. 防止污染伤口:家长在为儿童包扎伤口的过程中不要对着伤口咳嗽、讲话,不要用手直接接触暴露的伤口,不要接触敷料与伤口接触的那一面。
2. 松紧适度:包扎动作要轻柔,避免造成二次伤害。包扎不要过紧,以免影响血液流通。如果发觉包扎过紧,要拆开绷带重新包扎。
3. 防交叉感染:如有条件应戴上防护手套后再为受伤的人包扎,防止交叉感染。

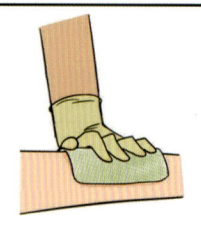
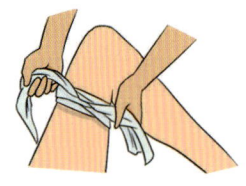
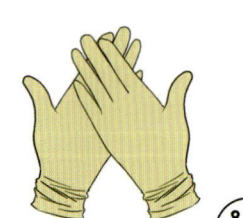

外伤的处理

"救"在身边，小蕾提醒：

家庭急救包

家庭急救包一般要常备创可贴、医用胶布、纱布、绷带、三角巾、脱脂棉、75%酒精、碘伏、镊子等物品。

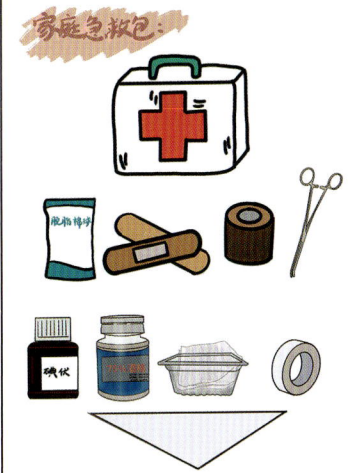

伤口处理

1. 清洁伤口：流血少的伤口可进行挤压。用无菌生理盐水或自来水冲洗。无菌纱布由内而外清洁。
2. 消毒伤口：儿童用聚乙烯酮碘消毒。
3. 注射破伤风抗毒素。

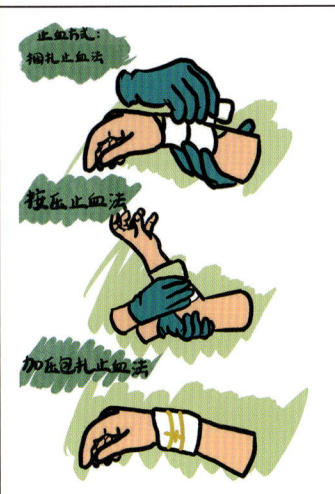

止血方式

1. 捆扎止血法。
2. 按压止血法。
3. 加压包扎止血法。

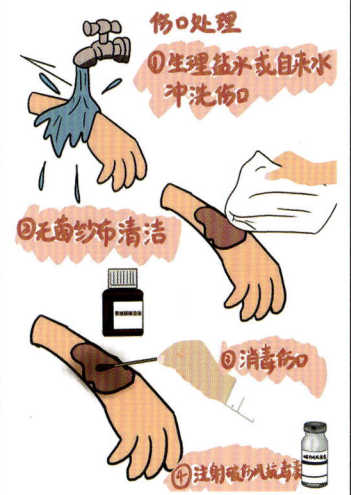

异物及断肢处理

1. 将异物留在伤口内，不要拔出，将加压垫放在异物两边，然后用绷带固定。
2. 如果肢体离断，应将断指保持无菌、干燥、冷藏（不是冷冻）运送到医院。需要两个塑料袋和冰水。

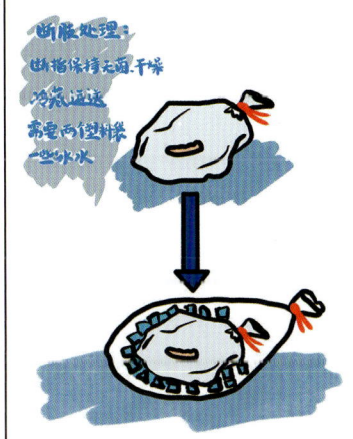

外伤处理常见错误

1. 涂各种消毒液：不仅疼痛，还会影响伤口愈合。
2. 用云南白药止血：容易造成感染。

十五、吃不好睡不香，便秘问题惹人恼——儿童便秘

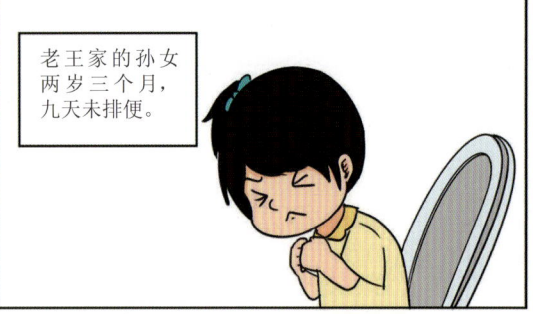

老王家的孙女两岁三个月，九天未排便。

儿童便秘的现状

1. 便秘的高发性：便秘是儿童时期的常见症状之一，发生率为 3%～30%，95% 以上是功能性便秘，是最常见的儿童功能性胃肠道疾病，伴有过度的紧张或疼痛。

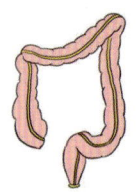

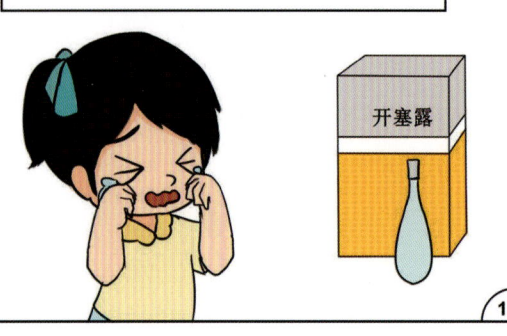

这种情况经常出现，每次排便都痛苦得大哭，需用开塞露才能顺利排出。

2. 便秘的危害：便秘很少导致危及生命的并发症，但可引发情绪和身体上的痛苦。

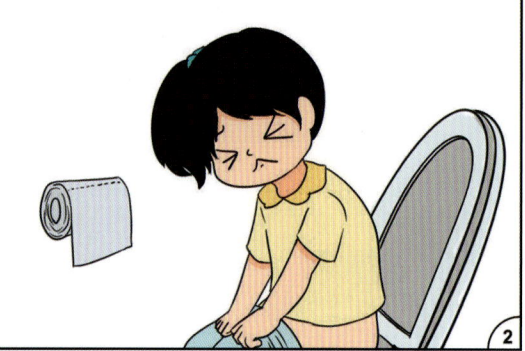

3. 儿童便秘的诊断

\> 4 岁，至少符合以下 2 项条件且病程持续 1 个月：

（1）排便次数为每周 2 次或更少。

（2）有粪便过度潴留史。

（3）有排便疼痛或排干硬粪便史。

（4）有排粗大粪便史。

（5）直肠内存在大团粪块。

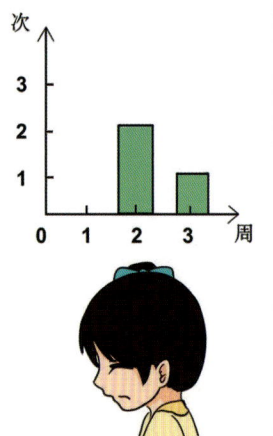

已学会如厕排便的儿童，增加以下条件：

（1）出现排便失禁至少每周 1 次。

（2）有排粗大粪便史，甚至可造成马桶堵塞。

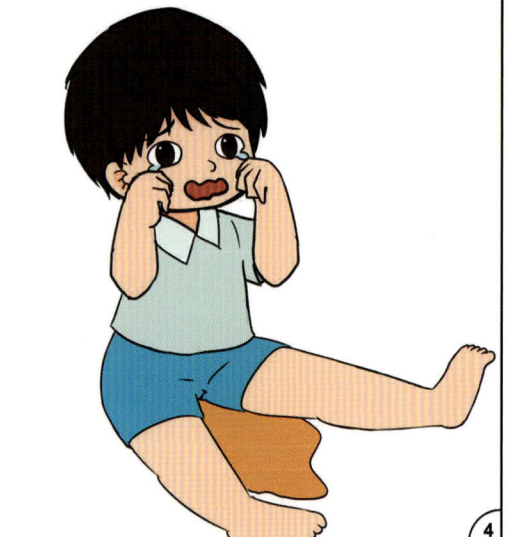

≥4岁，在不符合肠易激综合征诊断标准的前提下，符合2项或以上条件，症状出现至少每周1次，持续至少1个月：

（1）排便次数为每周2次或更少。
（2）排便失禁至少每周1次。
（3）有粪便潴留的被动姿势。
（4）有排便疼痛或排干硬粪便的病史。
（5）直肠中存在大团粪块。
（6）有排粗大粪便史，甚至造成马桶堵塞；经过适度的评价，症状不能用其他疾病解释。

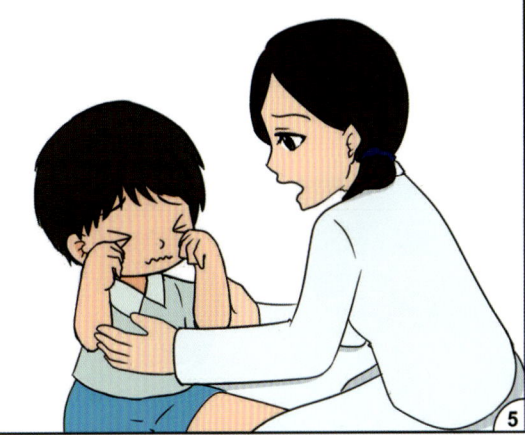

4. 常见原因

（1）遗传因素：患有功能性便秘的儿童通常有便秘的阳性家族史，父母均患有便秘的家庭，其后代便秘的患病率高于正常人群。

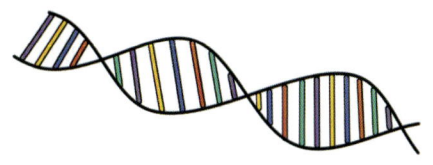

（2）微生物：肠道微生物群发生紊乱可导致儿童便秘的发生。

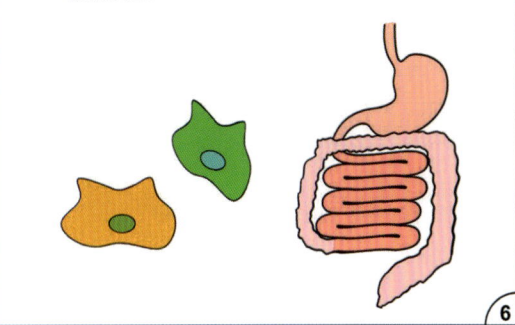

（3）生活方式因素

①饮食因素：在婴儿期，喂养的变化如添加辅食、母乳喂养时间不足，是引发功能性便秘的诱因，牛乳蛋白过敏也可能是婴幼儿发生便秘的原因。

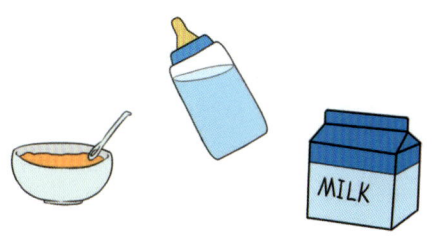

儿童膳食纤维不足、低液体摄入、挑食偏食是发生便秘的因素。

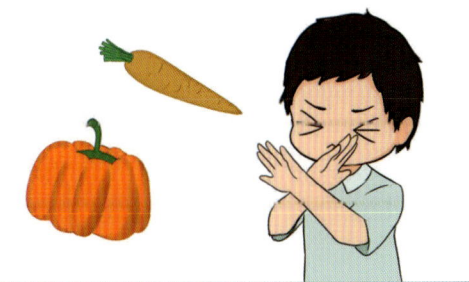

②排便习惯：早期因排便疼痛、环境改变、未形成规律的排便习惯，从而忽略排便冲动，延迟排便时间往往会导致下一次排便困难，形成恶性循环。

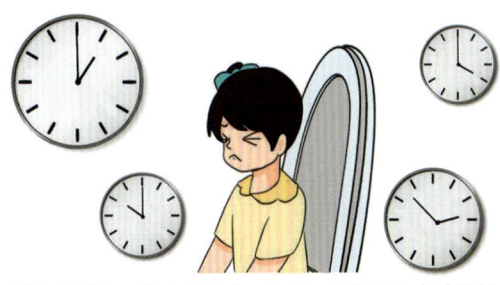

③体力活动：体力活动少、久坐、肥胖与儿童功能性便秘有关。

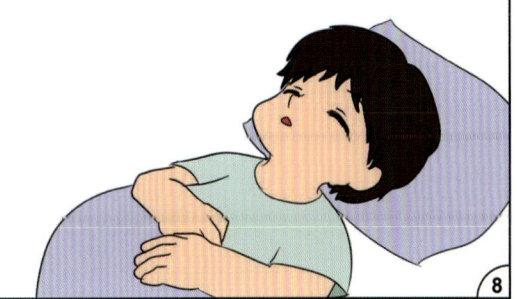

5. 心理因素

（1）压力事件：如在学校受欺负、长期完不成家庭作业。

（2）虐待：有被虐待史的儿童会出现躯体症状，并在儿童期更容易患便秘。

（3）特殊行为障碍：具有特殊行为障碍的儿童更易便秘，如孤独症谱系障碍的患儿。

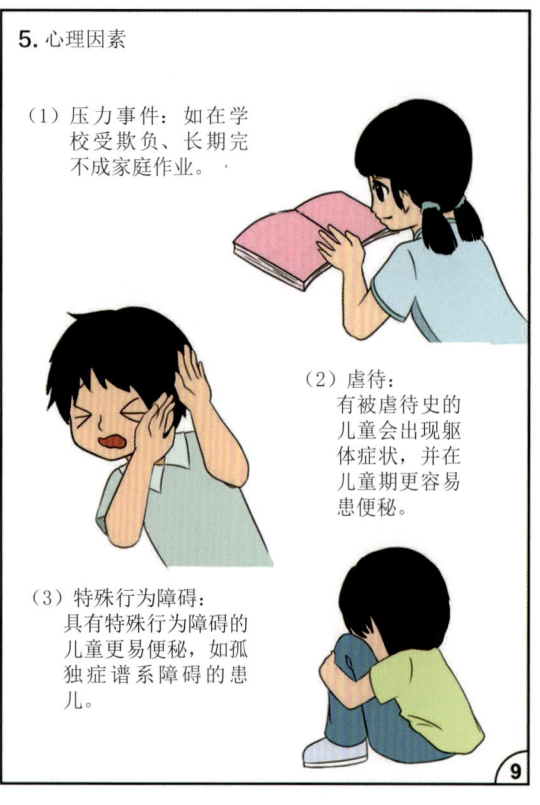

⑨

（4）异常的儿童个性特征：

如攻击和消极、经常发脾气、易怒等也会增加功能性便秘发生的概率。

6. 父母因素

父母的个性特征，如高度沮丧、易怒、焦虑；育儿因素，如育儿态度、父母与儿童缺乏互动。

⑩

预防措施

1. 饮食预防

（1）婴儿期尽量选择母乳喂养并且要确保足够的母乳喂养时间，正确添加辅食。

（2）对于1～5岁儿童，培养良好的饮食习惯，不挑食、不偏食，尽量减少垃圾食品、油炸食品的摄入，摄入足量纤维及水。正常儿童所需水量为＜1岁 110～155ml/（kg·d）、1～4岁100～150ml/（kg·d）、＞4～7岁 90～110ml/（kg·d）、＞7～13岁 70～85ml/（kg·d）、＞13岁 50～60ml/（kg·d）；儿童膳食纤维的安全摄入量为［年龄+（5～10）g/d］。

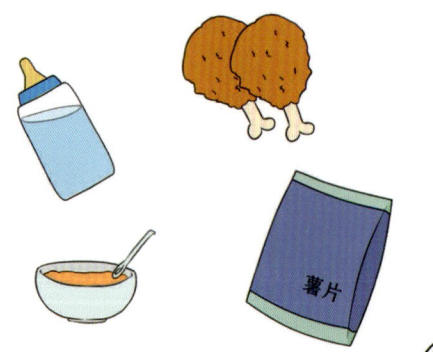

⑪

2. 家长认知

（1）家长要识别便秘的相关症状，知道便秘的危险因素及不良影响。

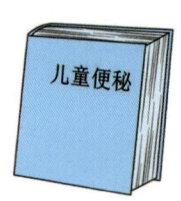

（2）掌握正确的育儿方法，有良好的家庭环境，培养孩子的自主性，增加互动，形成良好的亲子关系。

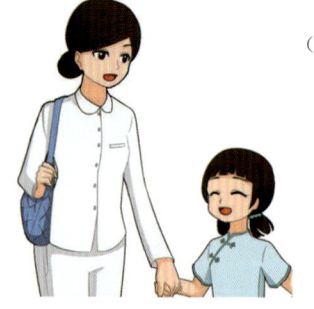

（3）经常给予鼓励，表扬积极的排便行为。

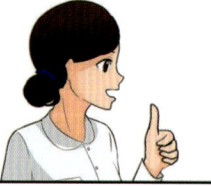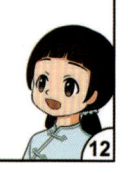

⑫

3. 排便训练

　　选择安全、舒适、高度适中的便盆，不宜花哨。教导儿童相关排便的知识，如动作、语言等，集中注意力，选择蹲位，双足落地，身体前倾使腹压增高有利于排便，排便时间尽量选择在晨起或餐后半小时，训练每天2次，时间为5～10分钟。

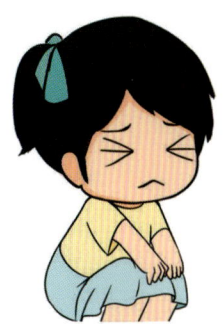

在训练过程中，父母应采取轻松、支持和鼓励的态度，不可急躁、责骂，以免产生抗拒，加重心理压力。家长应制订完整的排便训练计划，养成记录儿童大便频率的习惯，在训练过程中可采取奖励制度。排便习惯训练可使儿童的生活规律化，有效减少便秘的发生。

4. 体力活动

（1）学龄期儿童：学龄前儿童应多活动。

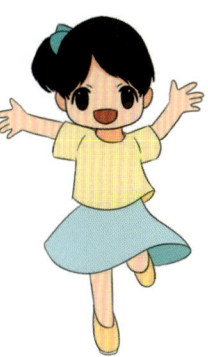

（2）6～17岁：每天至少累计达到60分钟的中高强度体力活动，避免久坐。

5. 稳定情绪

（1）家长要学会情绪管理，在孩子面前减少焦虑、易怒的不良情绪。

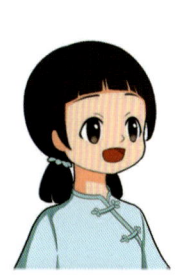 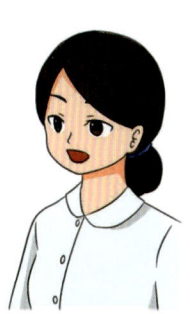

（2）对有焦虑情绪的儿童，应耐心倾听其诉说，了解他们的真实想法，及时疏导。家长应向儿童耐心解释引起排便疼痛的原因，切勿责备，必要时帮助其解除大便嵌塞以减轻疼痛。

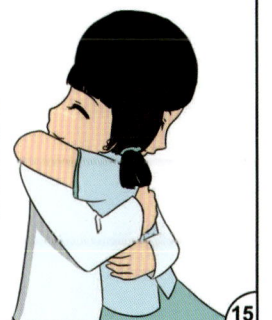

常见误区

1. 没有每天排便，一定是便秘了。

如果排便时间间隔长，或排便时很用力，可能是正常的。

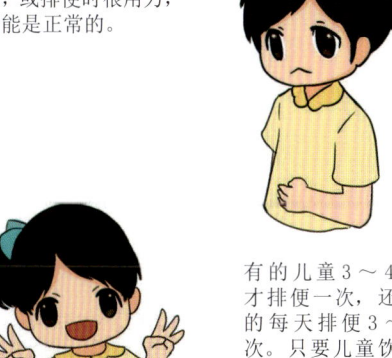

有的儿童3～4天才排便一次，还有的每天排便3～4次。只要儿童饮食正常，生长曲线正常，精神状态良好，不符合便秘的诊断标准，不必担心。

2. 母乳喂养容易便秘，奶粉营养丰富，不会导致便秘

　　母乳喂养会增强胃肠道刺激，促进排便，且母乳所含的大量益生元如低聚糖有助于肠道菌群的调节和胃肠道渗透平衡。另外，母乳中所含的脂肪有软化粪便的作用。而配方奶粉喂养的婴儿体内胃抑制多肽、胃动素、神经降压素和血管活性肠肽分泌水平较高，会减慢肠道运输。因此提倡母乳喂养。

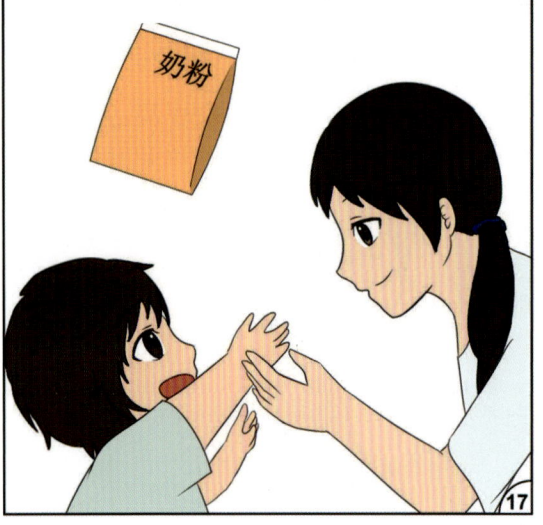

3. 粪便总会出来的，时间长也不要紧

　　如果积留在肠道的粪便越多、时间越长就会变得更硬、更干，更难从体内排出。干燥的大便在排出时引起疼痛，儿童会下意识地将大便憋回去，加重了便秘。

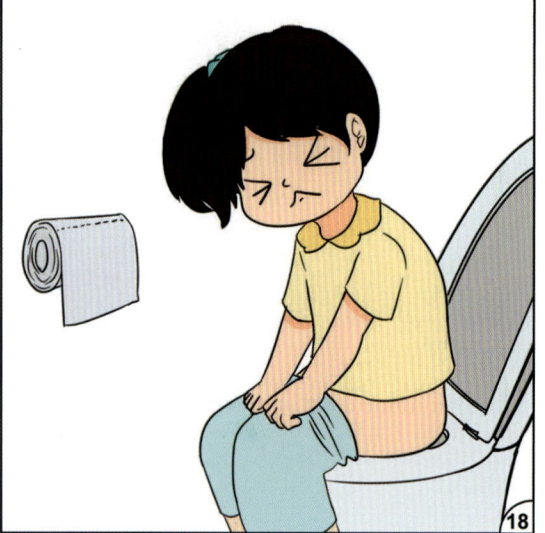

4. 多喝水可以治疗便秘

　　增加饮水量或增加高渗液体摄入不会显著降低粪便稠度或增加排便频率。

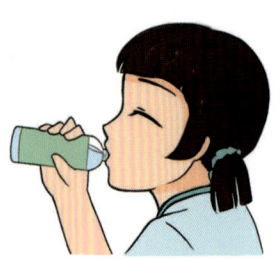

5. 酸奶、益生菌可治疗便秘

　　益生菌对儿童便秘的作用存在争议，目前并没有证据支持将益生菌作为治疗儿童便秘的单一或辅助疗法。

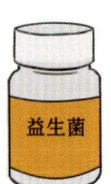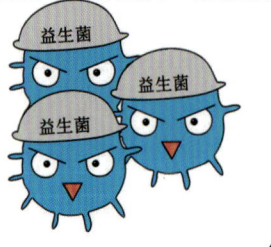

6. 香蕉可以治疗便秘

　　香蕉含有的膳食纤维量不高，通便效果并不显著，未成熟的香蕉内含有较多的鞣酸会抑制胃肠液分泌、抑制蠕动；如果摄入过多可能引起便秘或加重便秘。西梅、杏、苹果、梨等水果及西蓝花、南瓜、红薯等高纤维的蔬菜有利于儿童排便。

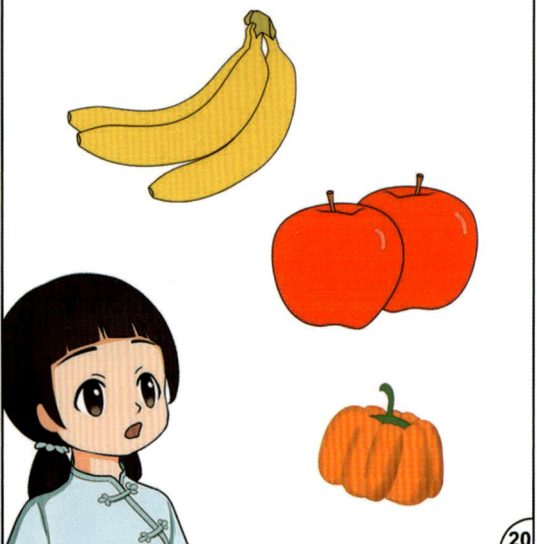

便秘

"救"在身边，小爱提醒：

现状

便秘是儿童时期的常见症状之一，发生率为3%～30%，95%以上是功能性便秘。功能性便秘是最常见的儿童功能性胃肠道疾病，伴有过度的紧张或疼痛。

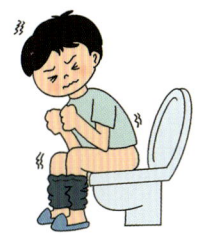

常见病因

1. 遗传因素。
2. 肠道微生物群紊乱。
3. 生活方式：饮食因素、排便习惯、体力活动。
4. 心理因素：压力事件、虐待、特殊行为障碍。
5. 父母因素。

如何预防

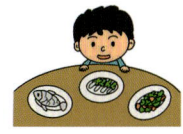 1. 养成良好饮食习惯

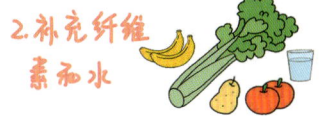 2. 补充纤维素和水

如何预防

1. 培养儿童良好的饮食习惯，不挑食、不偏食。
2. 补充纤维素与足量的水。
3. 鼓励儿童多参加体育活动，增加肠蠕动。
4. 养成良好的排便习惯。

如何预防

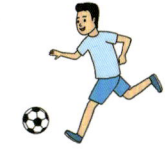 3. 多参加体育活动

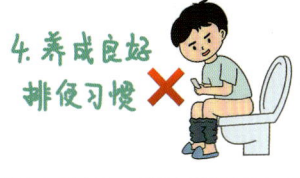 4. 养成良好排便习惯 ✗

常见误区

1. 没有每天排便，一定是便秘了。
2. 母乳喂养容易便秘，奶粉营养丰富，不会导致便秘。
3. 今天不排便，明天不排便，总会排便。

误 区

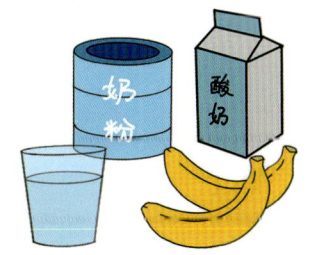

常见误区

4. 多喝水可以治疗便秘。
5. 香蕉可以治疗便秘。
6. 酸奶、益生菌会治疗便秘。

十六、病从口入——儿童腹泻

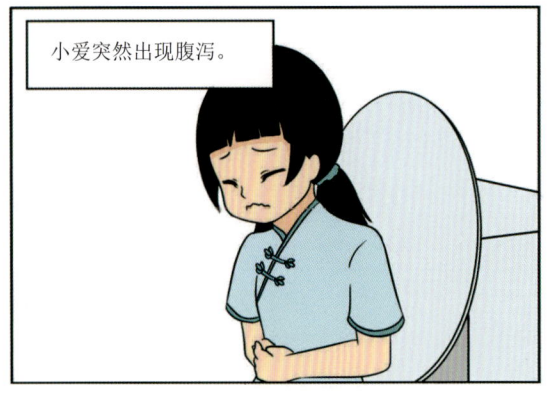

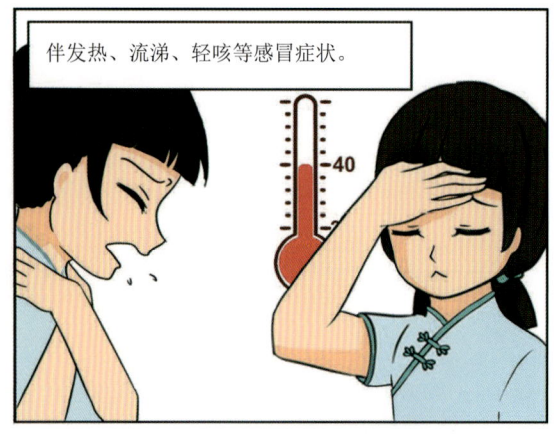

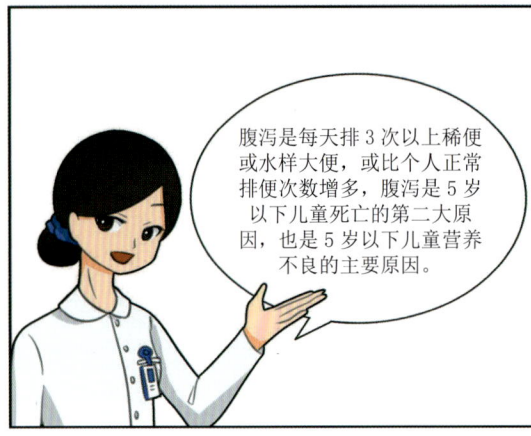

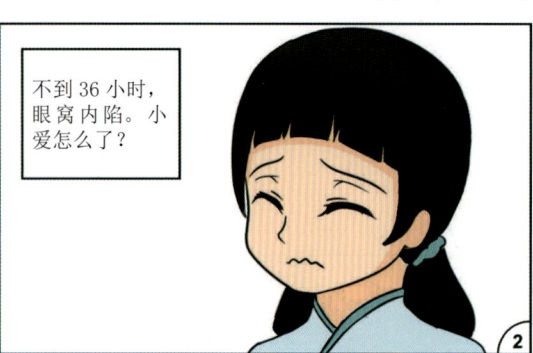

儿童腹泻的主要特点

1. 严重者可引起水、电解质和酸碱平衡紊乱。是小儿营养不良、生长发育障碍和死亡的主要原因之一。
2. 年龄：6个月至2岁，小于1岁占50%。
3. 四季均可发病；夏秋季发病率高。

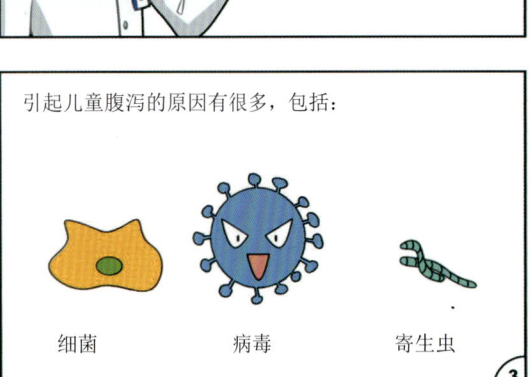

病因

1. 感染因素
   - （1）肠道内感染
     - ①病毒感染：以轮状病毒引起的秋冬季腹泻最为常见。
     - ②细菌感染：产毒性大肠埃希菌。
       侵袭性大肠埃希菌。
       出血性大肠埃希菌。
       黏附－聚集性大肠埃希菌。
     - ③真菌感染。
     - ④寄生虫感染。

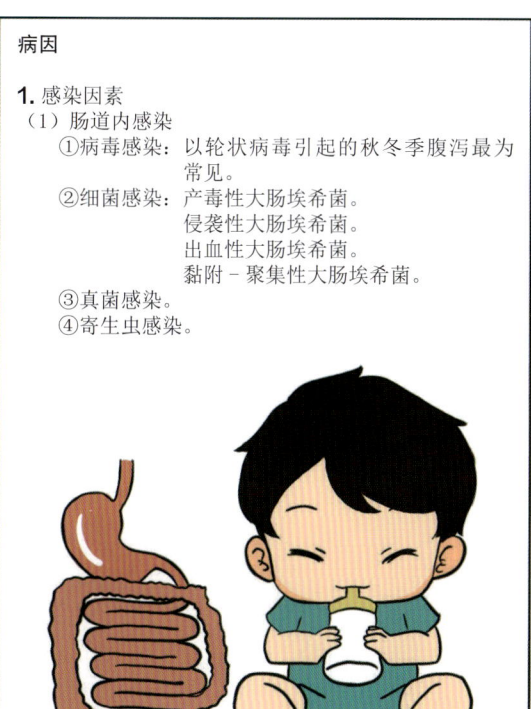

- （2）肠道外感染
  - ①中耳炎。
  - ②上呼吸道感染。
  - ③泌尿道感染。
  - ④皮肤感染。

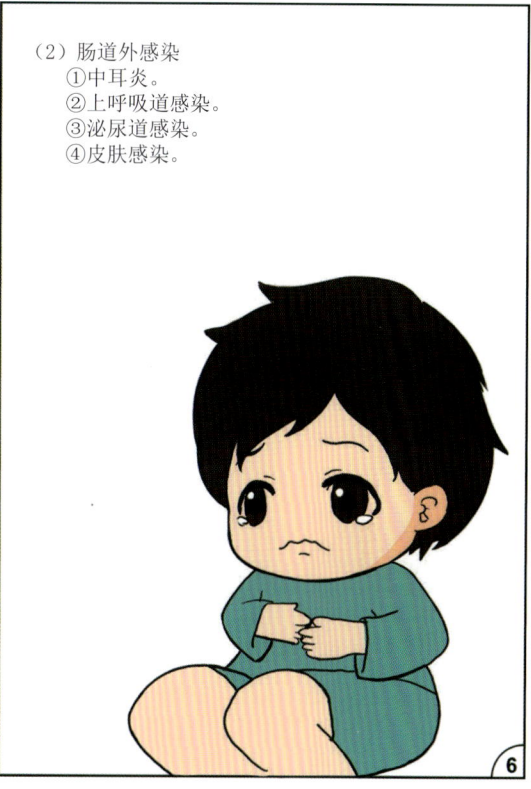

2. 非感染因素
   - （1）饮食因素
     - ①喂养不当：喂养不定时、不规律、辅食添加过早等。
     - ②过敏因素：部分儿童对牛奶、大豆等食物过敏或不耐受。
     - ③其他因素：原发性或继发性双糖酶缺乏等。

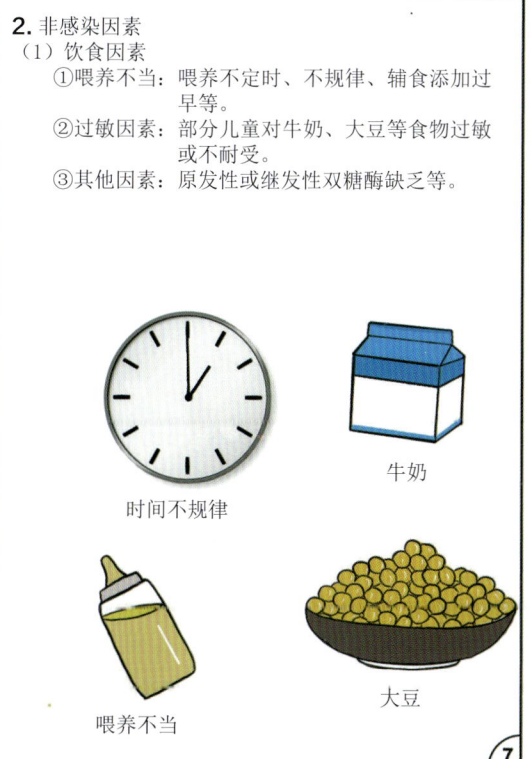

时间不规律　牛奶　喂养不当　大豆

- （2）气候因素
  - ①气候突然变冷，腹部受凉使肠蠕动增加。
  - ②天气过热，消化液分泌减少或口渴饮奶过多都可诱发消化功能紊乱而引起腹泻。

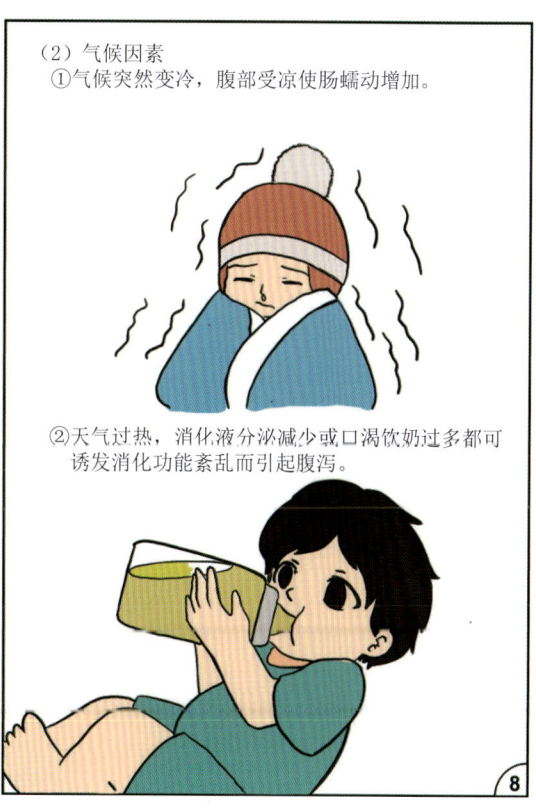

临床表现

1. 轻型腹泻：多由饮食因素或肠道外感染引起；起病可急可缓，以胃肠道症状为主，表现为食欲缺乏，偶有溢奶或吐，大便次数增多，稀薄或带水，黄色或黄绿色，有酸味，常见白色奶瓣和泡沫，无脱水及全身中毒症状，数日内痊愈。

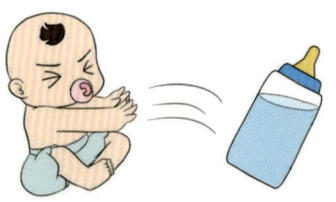

2. 重症腹泻：多由肠道内感染引起，起病较急，有较重的胃肠道症状，水、电解质平衡紊乱，全身中毒症状。

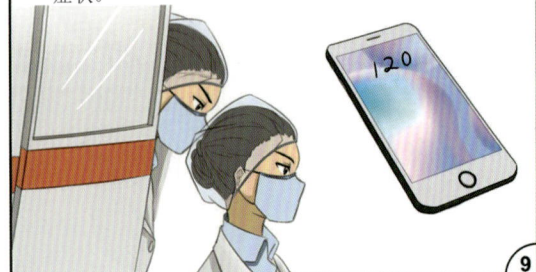

治疗原则

1. 调整饮食，预防和纠正脱水。

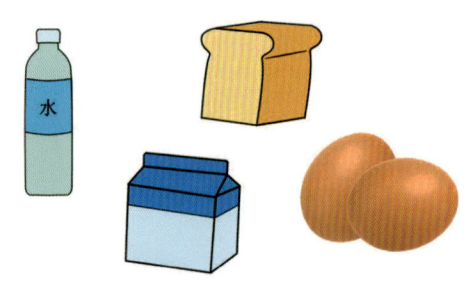

2. 合理用药，控制感染，预防并发症的发生。

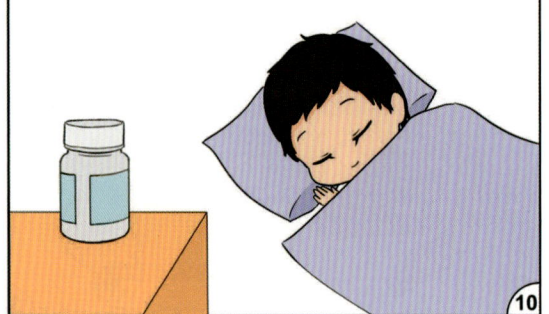

防治手段

1. 口服补液：口服补液盐。口服补液盐在小肠吸收，可补充随粪便流失的水和电解质。

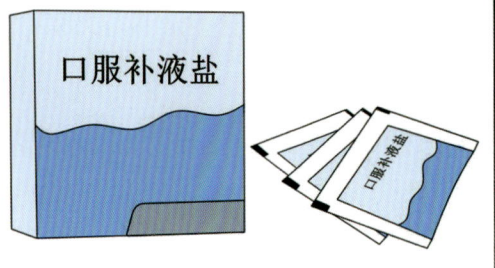

2. 补锌：可缩短腹泻持续时间，<6个月的患儿，每天补充锌10mg，>6个月的患儿，每天补充锌20mg，共10~14天。

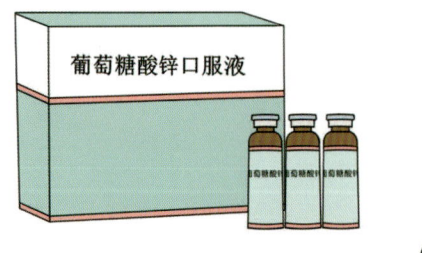

3. 补液：在出现严重脱水或休克时应静脉输液。

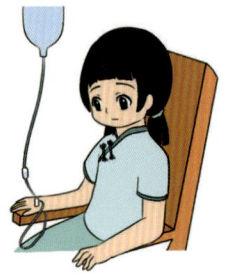

4. 富含营养素食物：婴幼儿继续母乳喂养，配方奶喂养应选择低乳糖或无乳糖配方，而年龄稍大的儿童饮食则不加以限制。在腹泻期间持续提供富含营养素的食物（包括母乳），以及向健康儿童提供营养丰富的食物（包括在前6个月纯母乳喂养婴儿），可以打破营养不良和腹泻的恶性循环。

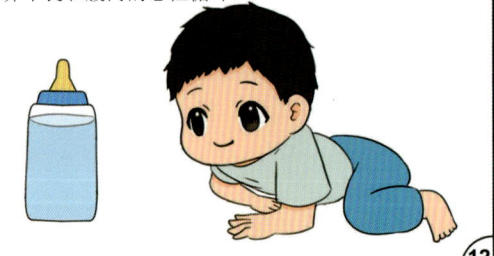

5. 益生菌。

6. 蒙脱石治疗儿童急性水样腹泻。

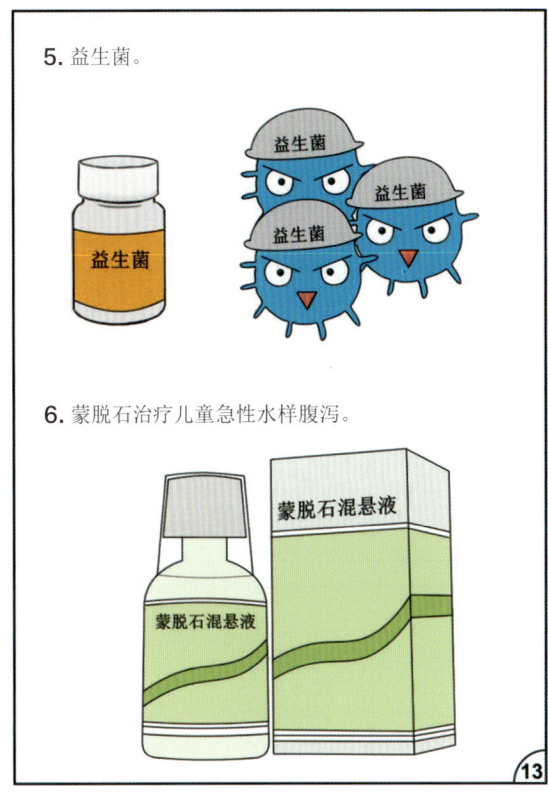

7. 细菌感染用抗生素治疗。

8. 不使用止吐剂。

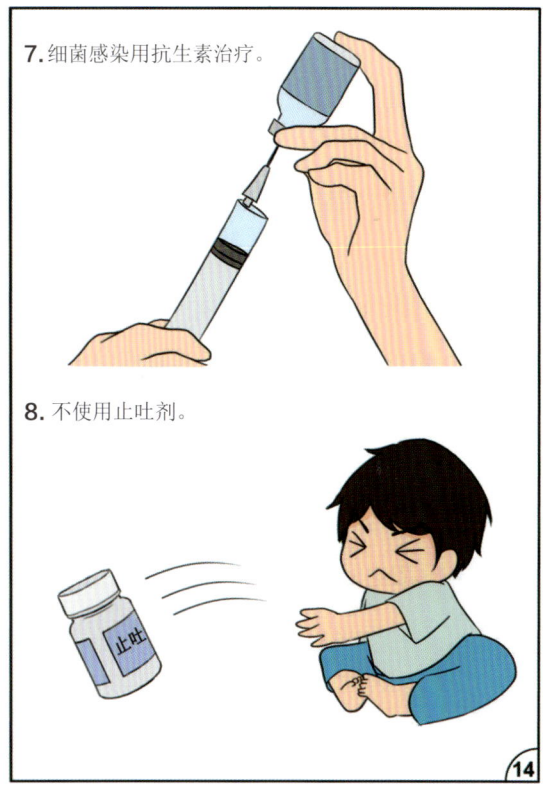

预防腹泻的主要措施

1. 饮用水安全。
2. 改良卫生设施。
3. 用肥皂洗手。
4. 前6个月纯母乳喂养。

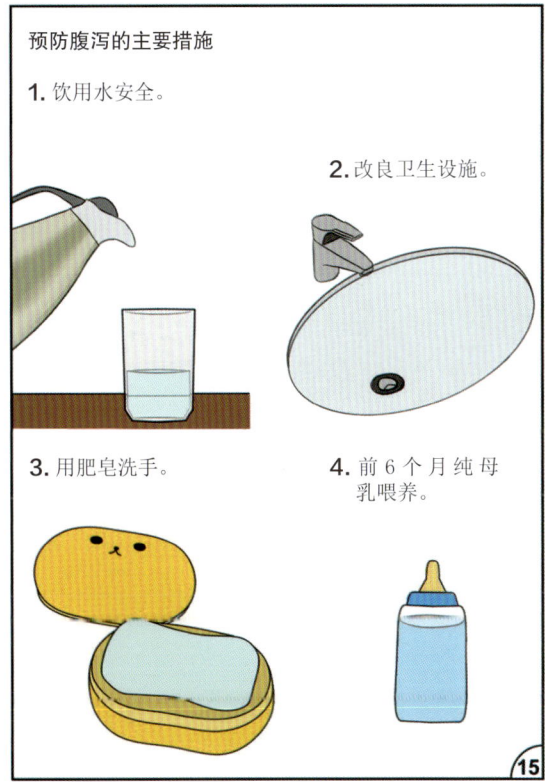

5. 良好的个人卫生习惯和食品的安全卫生。
6. 健康教育。
7. 接种轮状病毒疫苗。

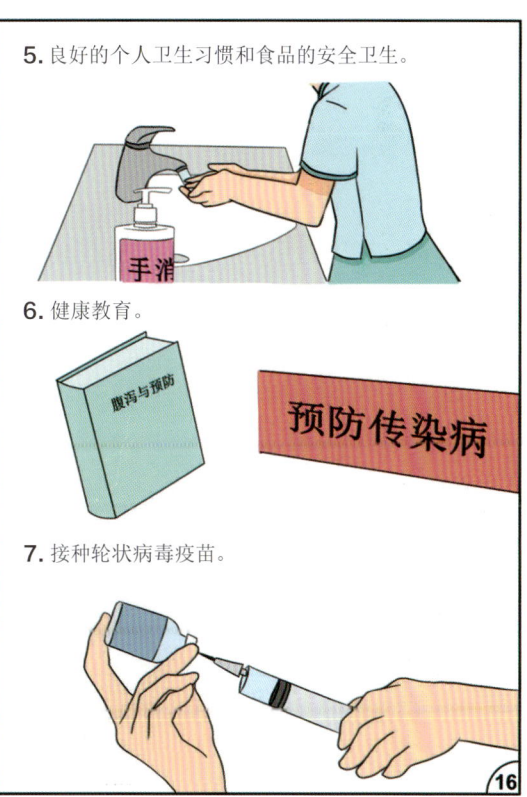

儿童腹泻

"救"在身边，小薯提醒：

儿童腹泻

腹泻是每天排泄3次以上稀便或水样大便，或比个人正常排便次数增多，儿童引起腹泻的原因有很多，包括细菌、病毒、寄生虫。

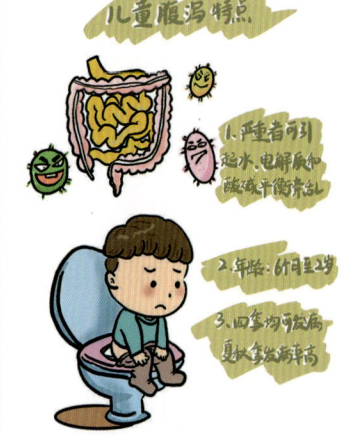

知晓疾病特点

1. 严重者可以引起水、电解质和酸碱平衡紊乱。
2. 年龄：6个月至2岁，<1岁占50%。
3. 四季均可发病，夏秋季发病率高。

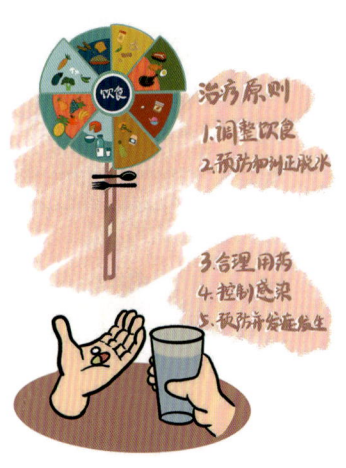

治疗原则

1. 调整饮食。
2. 预防和纠正脱水。
3. 合理用药。
4. 控制感染。
5. 预防并发症的发生。

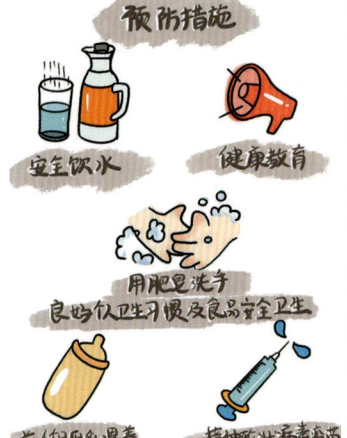

防治措施

1. 口服或静脉补液。
2. 补锌。
3. 富含营养素食物。
4. 益生菌。
5. 蒙脱石治疗儿童急性水样腹泻。
6. 细菌感染用抗生素治疗。
7. 不使用止吐剂。

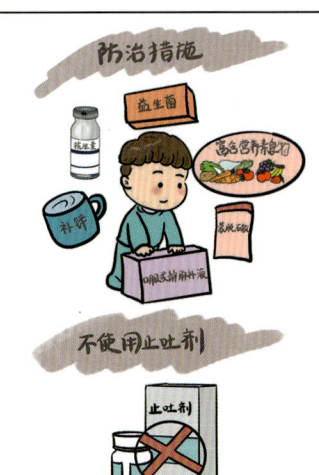

预防措施

1. 饮用水安全。
2. 改良卫生设施。
3. 用肥皂洗手。
4. 前6个月纯母乳喂养。
5. 良好的个人卫生习惯和食品的安全卫生。
6. 健康教育。
7. 接种轮状病毒疫苗。

十七、病因多样，表现各异——儿童腹痛

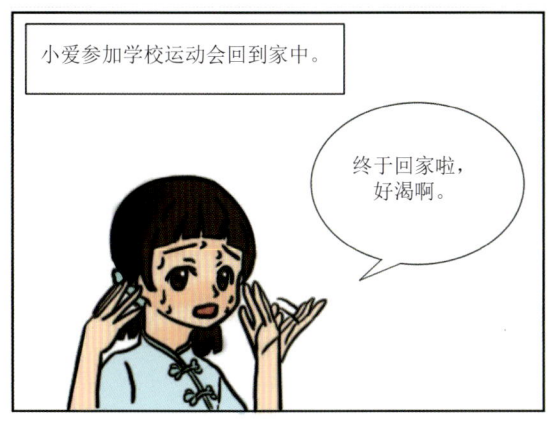
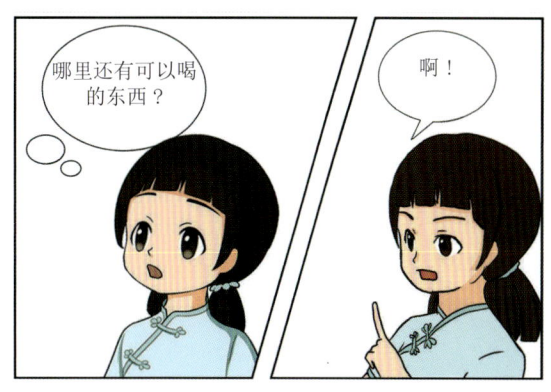
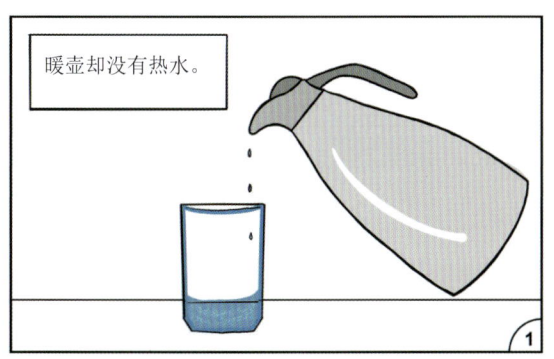
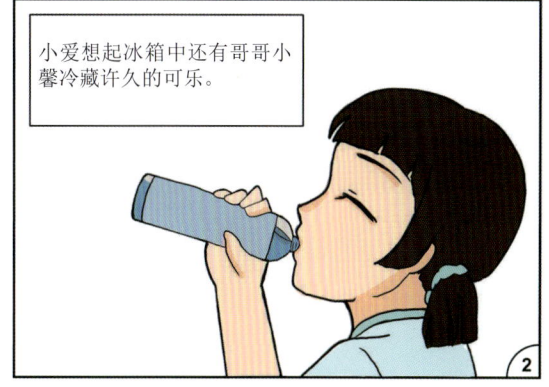
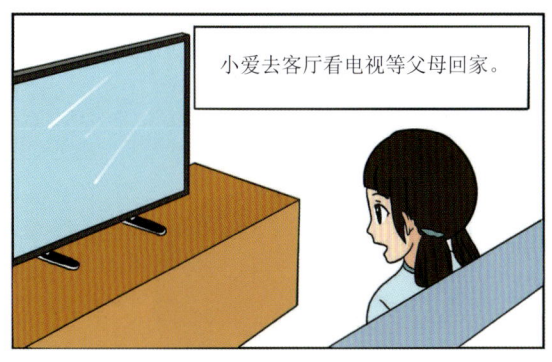
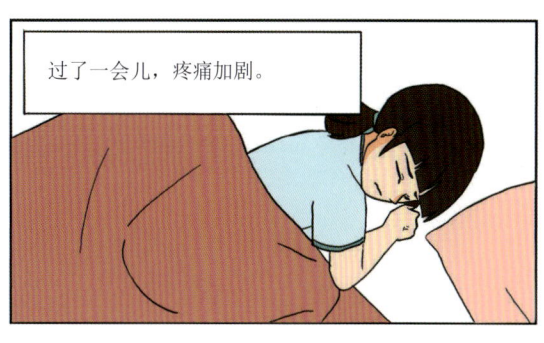
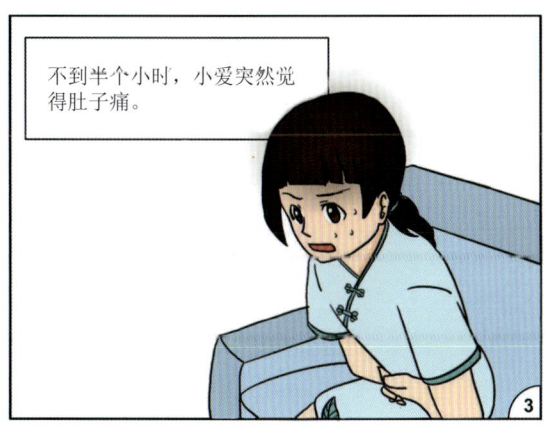
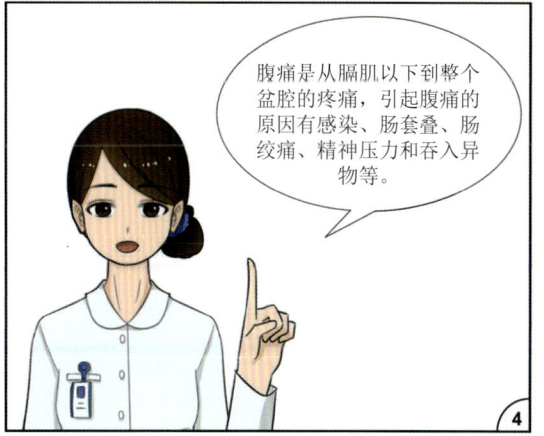

腹痛的类型及处理措施

1. 肠绞痛：受凉、精神紧张都可以造成，为阵发性腹部疼痛，部位以脐周为主，不超过 1 小时，可自行缓解。

处理措施：减少儿童压力。

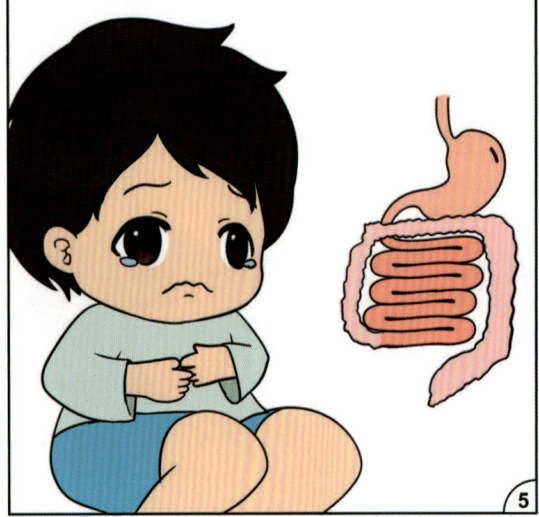

2. 急性肠胃炎：儿童饮食不当导致消化道感染，引发腹泻呕吐、体温升高。

处理措施：多饮水，服用蒙脱石。

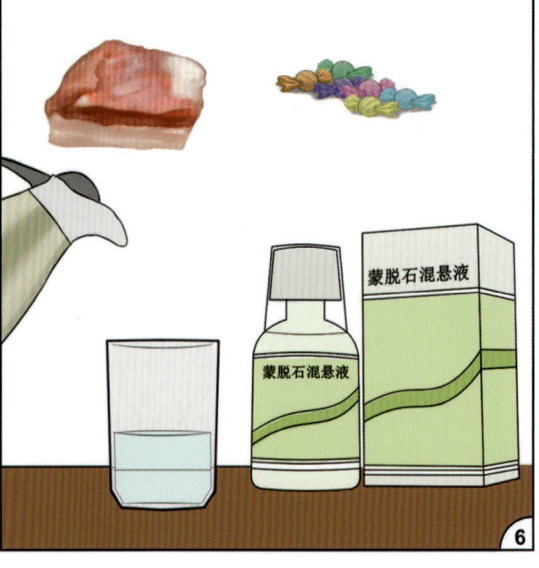

3. 肠套叠：表现为突发性的剧烈疼痛，哭闹、呕吐。

处理措施：取特殊体位，屈膝缩腹。

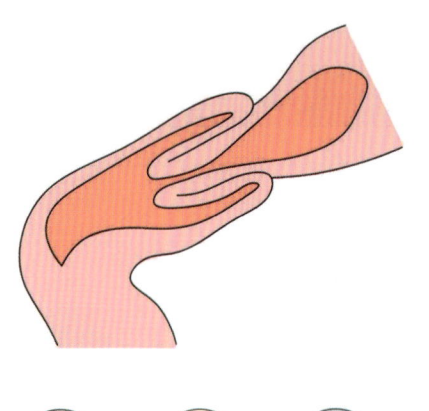

腹痛　　便血　　腹部包块

4. 阑尾炎：右下腹疼痛；仰卧位弯曲右腿时右下腹疼痛，伴有便秘、发热。

处理措施：取半卧位促进炎症局限。

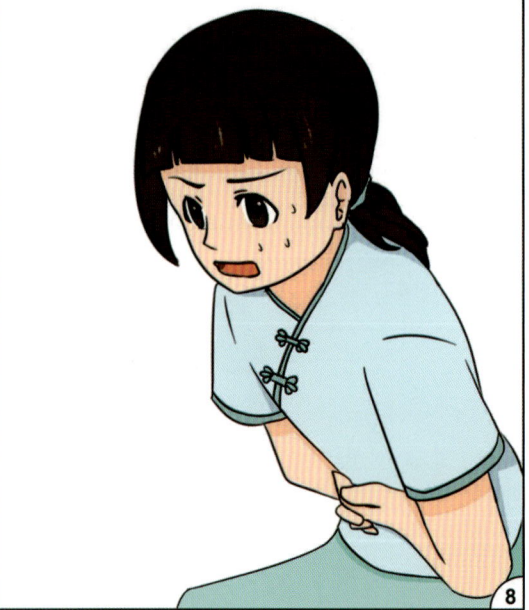

5. 吞入异物：如磁铁、硬币等可造成腹痛、肠梗阻。

处理措施：尽快到医院救治。

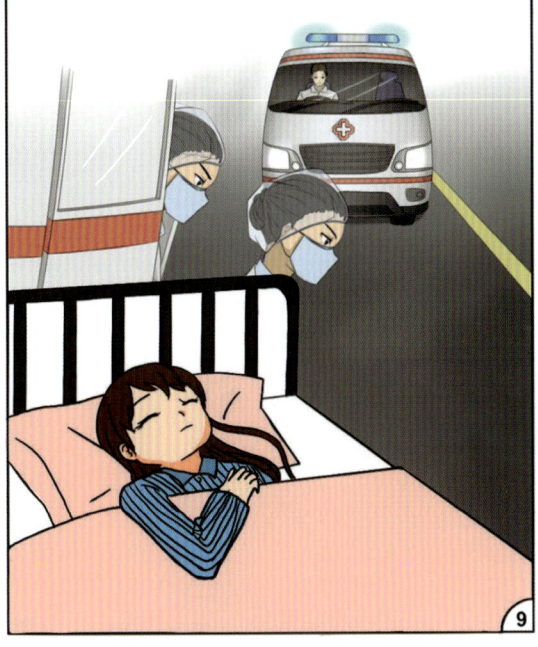

6. 过敏：乳糖过敏者进食牛奶后出现腹痛；有乳糜泻的儿童应避免含麦胶饮食，如大麦、小麦、燕麦及裸麦等。

处理措施：遵医嘱解痉止痛，做好预防远离过敏原。

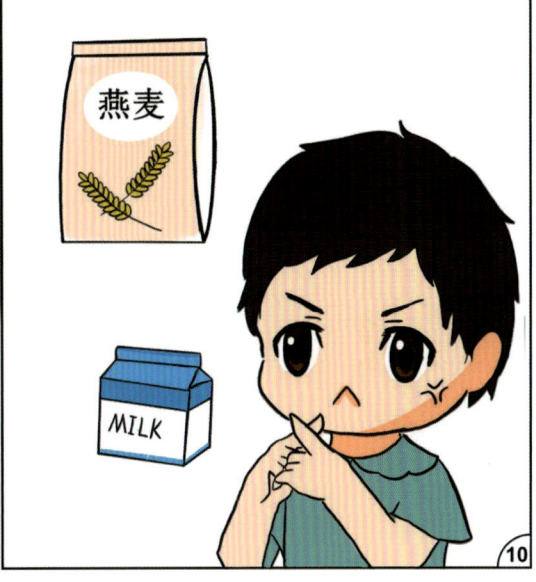

如果出现以下情况，应警惕：

1. 腹部部分肌肉紧绷或完全僵硬。

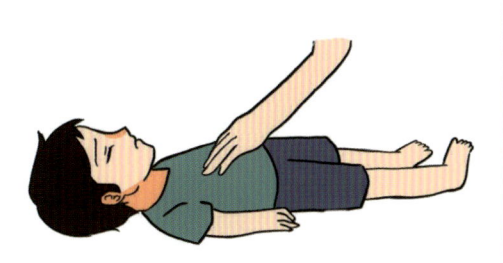

3. 发生事故后的腹痛，如车祸、跌伤后。

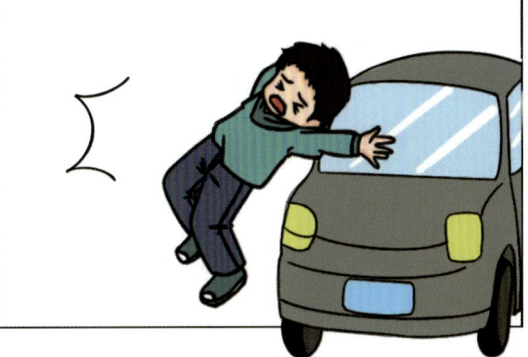

2. 持续的剧烈腹痛，超过2～3小时。

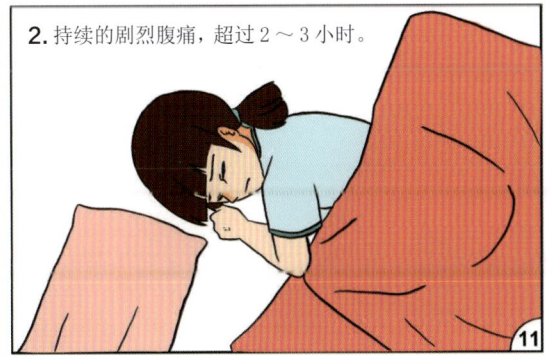

4. 突发的剧烈腹痛。

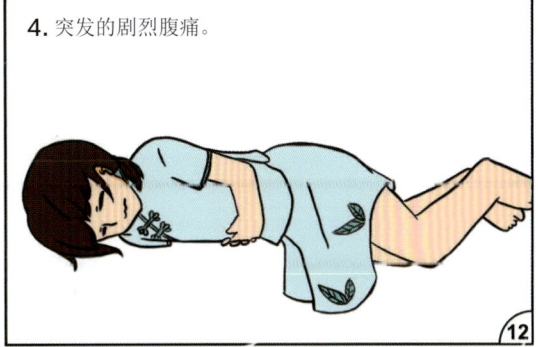

急腹症的处理措施

1. 仰卧屈膝，使腹部放松。

2. 镇痛药可掩盖病情，不能服用。

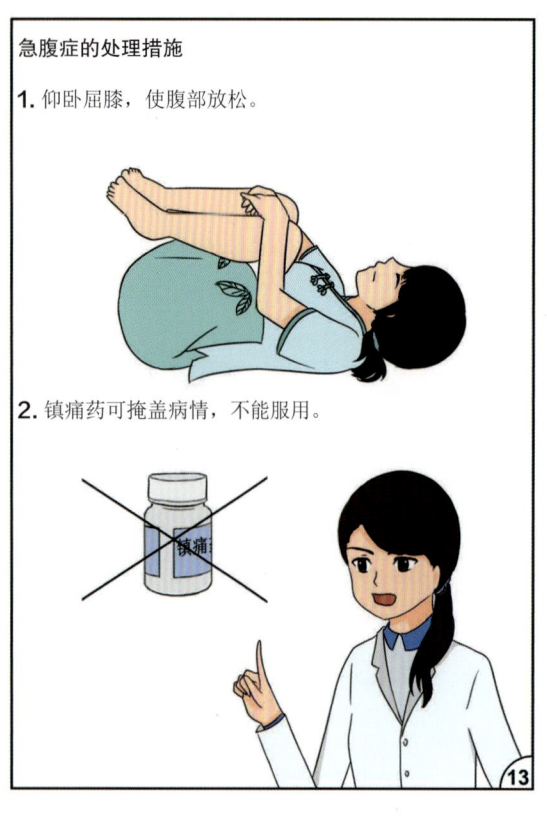

3. 不使用热水袋，避免炎症扩散，加重病情。

4. 严禁进食和饮水。

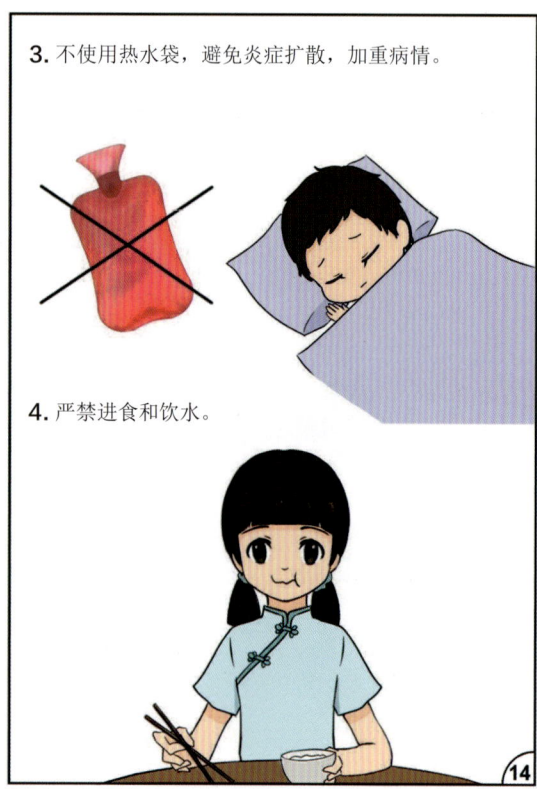

腹痛的预防

1. 合理饮食，少吃生冷油腻食品。

2. 饭后不要立即进行剧烈活动。

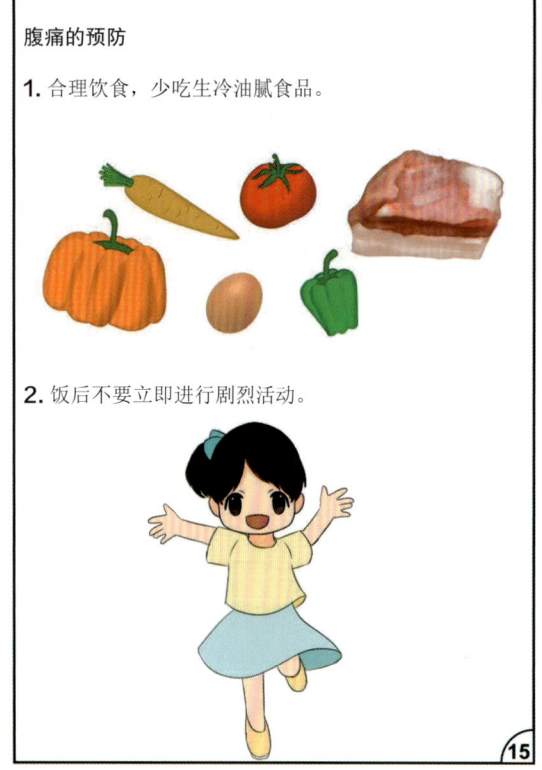

3. 养成良好的卫生习惯，餐前便后要洗手。

4. 预防呼吸道感染。

5. 不吃易过敏食物。

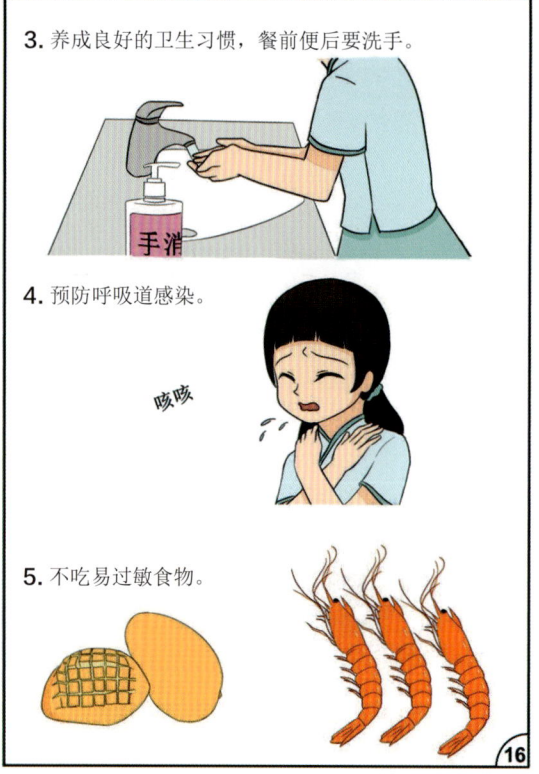

腹痛

"救"在身边，小爱提醒：

知晓腹痛

腹痛是从膈肌以下到整个盆腔的疼痛，引起腹痛的原因有感染、肠套叠、肠绞痛、精神压力和吞入异物等。

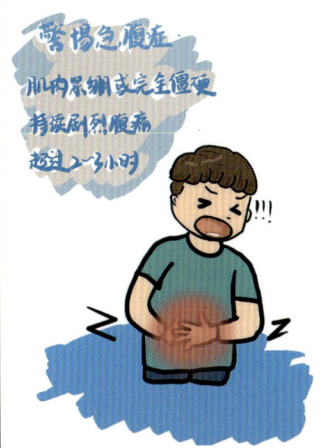

辨别类型

1. 肠绞痛。
2. 急性肠胃炎。
3. 肠套叠。
4. 阑尾炎。
5. 吞入异物。
6. 过敏。

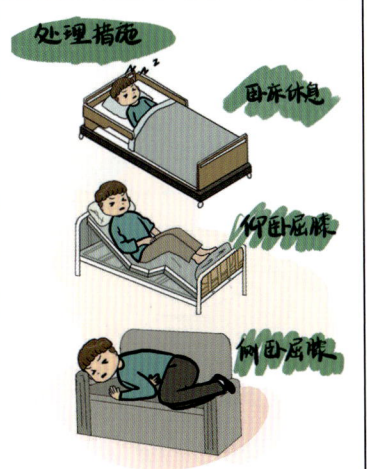

警惕急腹症

1. 腹部部分肌肉紧绷或完全僵硬。
2. 持续的剧烈腹痛，超过2～3小时。
3. 发生事故后的腹痛，如车祸、跌伤后；突发的剧烈腹痛。

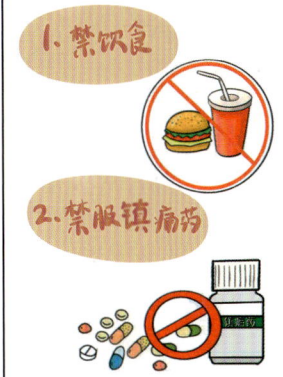

处理措施

1. 仰卧屈膝，可使腹部放松。
2. 不用镇痛药，镇痛药易掩盖病情。
3. 不使用热水袋，避免炎症扩散，加重病情。
4. 严禁进食和饮水。

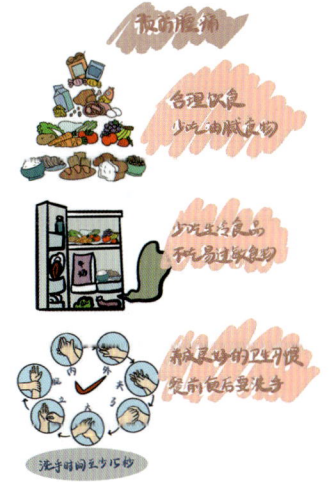

预防腹痛

1. 合理饮食，少吃生冷、油腻食品。
2. 饭后不要立即剧烈活动。
3. 养成良好的卫生习惯，餐前便后要洗手。
4. 预防呼吸道感染。
5. 不吃容易过敏食物。

十八、好发冬春季，多为病毒体——儿童上呼吸道感染

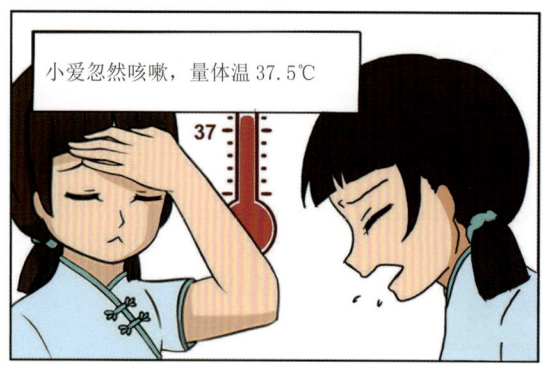

小爱忽然咳嗽，量体温37.5℃

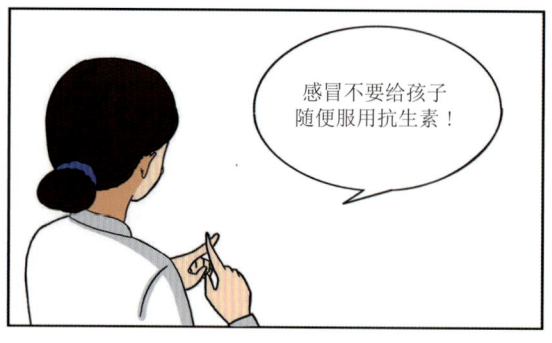

感冒不要给孩子随便服用抗生素！

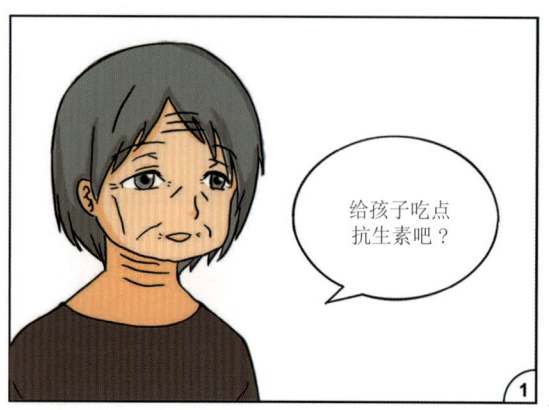

给孩子吃点抗生素吧？

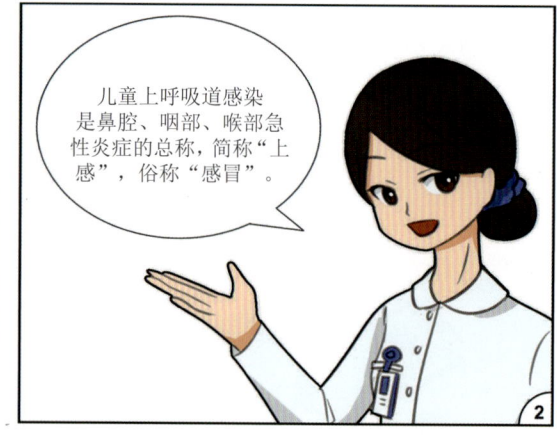

儿童上呼吸道感染是鼻腔、咽部、喉部急性炎症的总称，简称"上感"，俗称"感冒"。

特点

儿童时期最普遍、最常见的急性感染性疾病。临床上常诊断为"急性鼻炎""急性咽炎""急性扁桃体炎"。

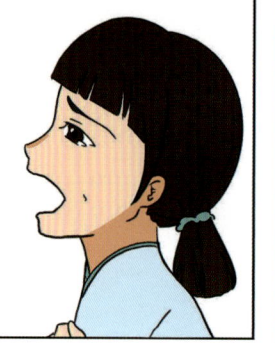

四季均可发病，且可反复患病；可通过空气、飞沫、接触传播。

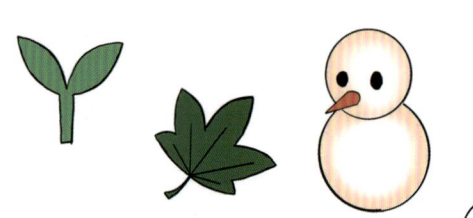

病因

1. 由多种病因引起，90%以上由病毒所致。

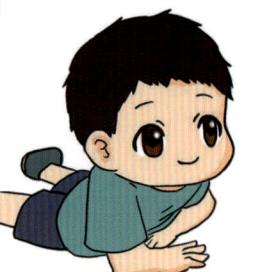

2. 儿童呼吸系统的解剖生理和免疫特点决定婴幼儿易患"感冒"。

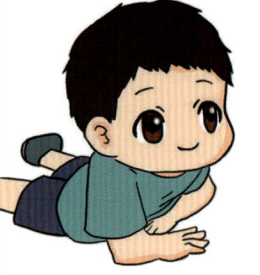

3. 营养不良、缺乏锻炼或过度疲劳及有过敏体质的儿童，由于身体抵抗力下降，容易患"感冒"。

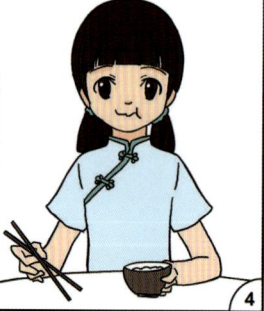

临床表现

1. 轻症：仅有鼻塞、喷嚏、干咳等，多于3～4天自然痊愈。新生儿和婴儿可因鼻塞出现张口呼吸或拒乳。

2. 重症：表现为全身症状，尤其婴幼儿发病急，多有高热，体温可达39～40℃，持续2～3天至一周左右，常伴有呕吐、腹泻、烦躁不安、惊厥。

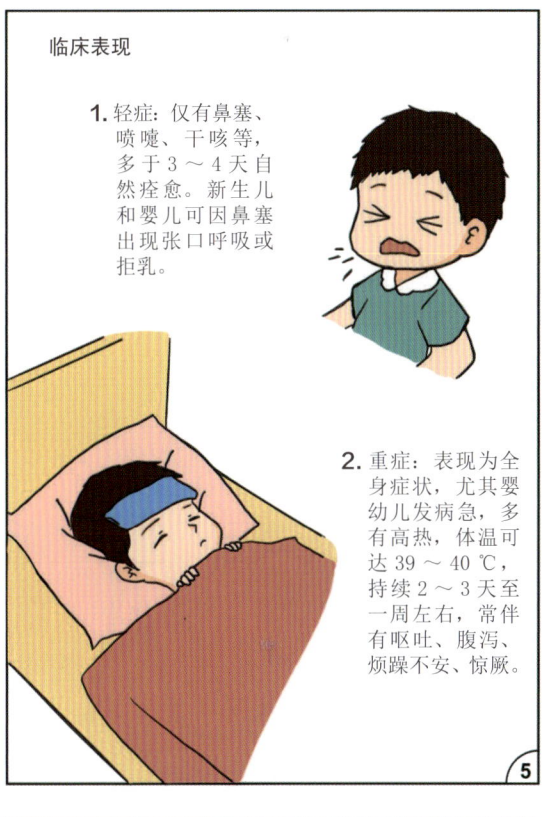

治疗方案

1. 一般治疗：病毒性"上感"多为自限性疾病，无须特殊治疗，多休息、多饮水、定时通风，做好呼吸道隔离，预防并发症的发生。

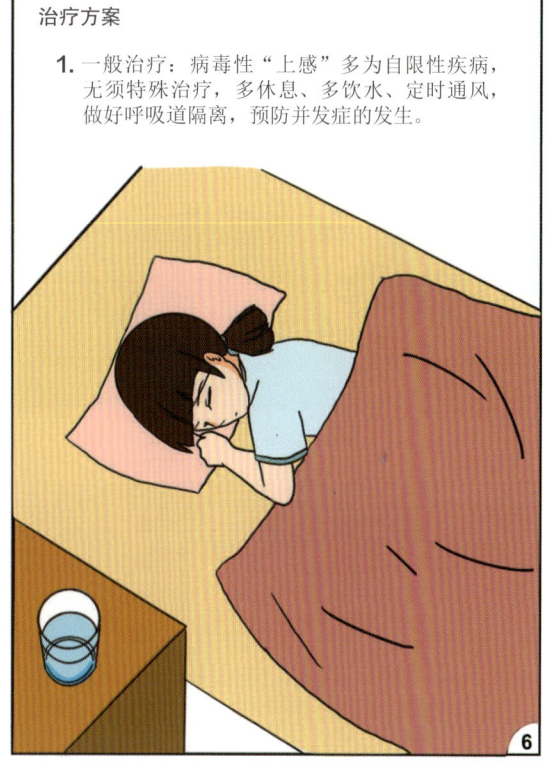

2. 病因治疗
（1）病毒感染：早期抗病毒治疗，常用利巴韦林，疗程3～5天，口服或者静脉滴注。
（2）合并细菌感染：可加用抗生素治疗，常用青霉素、头孢等，应用这两种抗生素之前要做皮试，疗程3～5天。如果是链球菌感染或既往有肾炎、风湿热病史的儿童，青霉素疗程为10～14天。

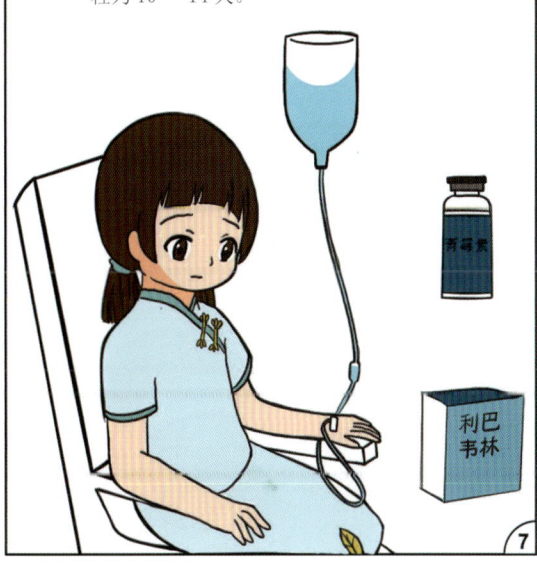

3. 对症治疗：低热时可采用物理降温，当服用退热药物降温效果不佳时，可配合物理降温。

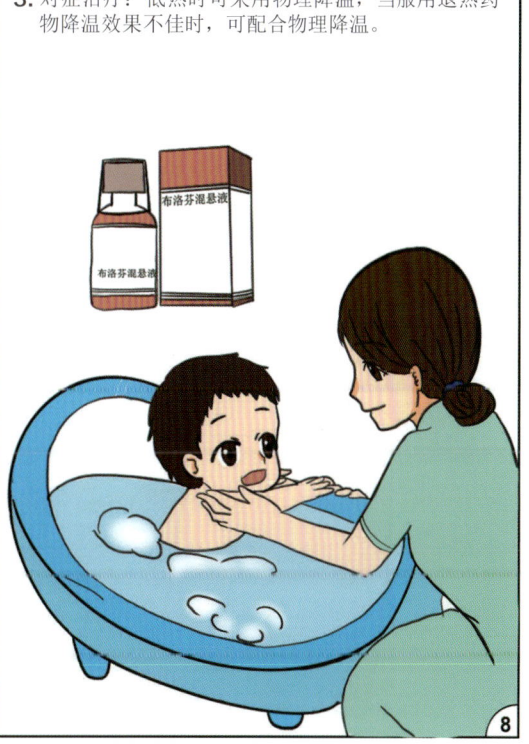

上呼吸道感染儿童的照护

1. 一般照护：注意休息，开窗通风，保持室内空气清新。

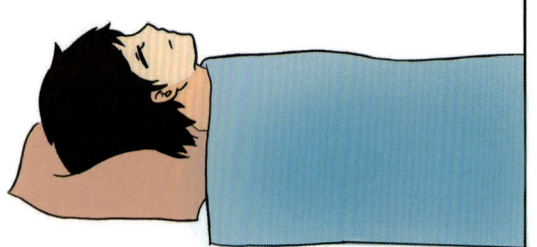

2. 环境舒适：保持室温 18～22℃，湿度 50%～60%。

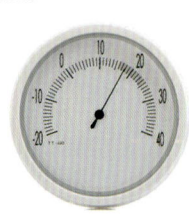 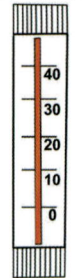

3. 保证充分的营养和水分：给予含营养、易消化的饮食，少食多餐；多饮水；入量不足需静脉补液。

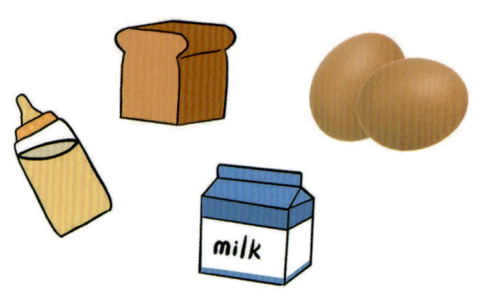

4. 保持皮肤清洁，及时更换被汗液浸湿的衣被，加强口腔护理。

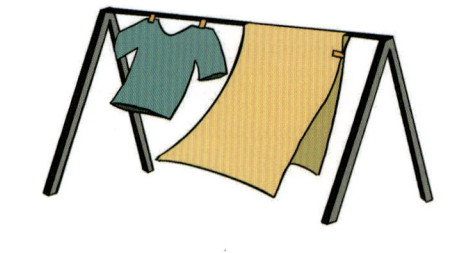

5. 每 1～2 小时测量一次体温，超过 38.5℃ 时给予药物降温。

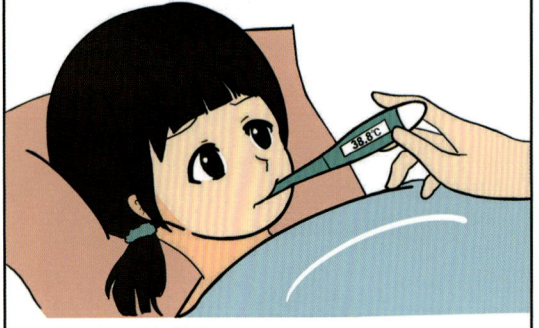

6. 遵医嘱服用解热药。

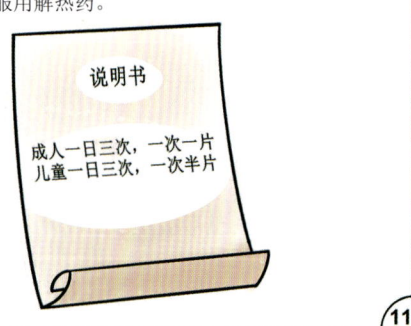

7. 慎用抗生素：抗生素可导致耐药性和真菌感染。

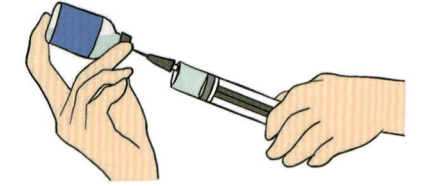

8. 预防：在"上感"高发时少去公共场所。

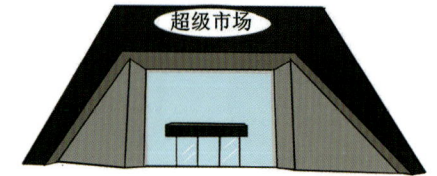

9. 防止穿着过厚，以免出汗后着凉。

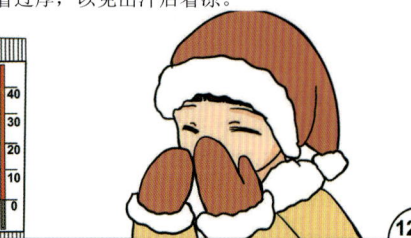

儿童上感

"救"在身边，小薯提醒：

知病因

1. "上感"主要是由各种病毒和细菌引起。
2. 儿童呼吸系统的解剖生理和免疫特点决定婴幼儿易患"上感"。
3. 营养不良、缺乏锻炼或过度疲劳及有过敏体质的儿童，由于身体抵抗力下降，容易患"上感"。

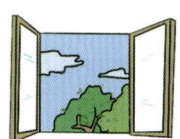
注意休息，开窗通风。

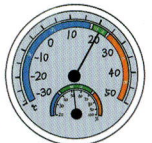
保持室温18~22℃，湿度50%~60%。

知症状

1. 轻症：仅有鼻塞、喷嚏、干咳等，多于3~4天自然痊愈。
2. 重症：表现为全身症状，尤其婴幼儿起病急，多有高热，体温可达39~40℃，持续2~3天至一周左右，常伴有呕吐、腹泻、烦躁不安、惊厥。

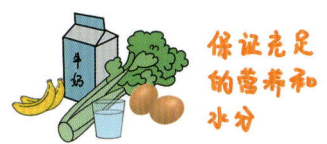
保证充足的营养和水分

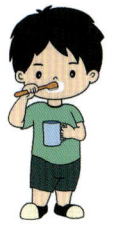
保持皮肤清洁，加强口腔护理

晓治疗

1. 一般无须特殊治疗，多休息、多饮水、定时通风。
2. 病因治疗：病毒感染早期抗病毒治疗。合并细菌感染可加用抗生素治疗。
3. 对症治疗：低热时可采用物理降温。

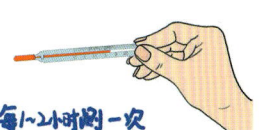
每1~2小时测一次体温，≥38.5℃给予药物降温

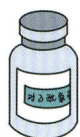
服用解热药应遵医嘱 慎用抗生素

懂照护

1. 一般照护：注意休息，开窗通风。
2. 环境舒适：保持室温18~22℃，湿度50%~60%。
3. 保证充分的营养和水分。
4. 保持皮肤清洁，加强口腔护理。

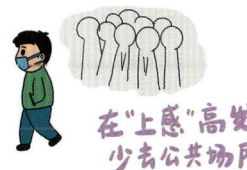
在"上感"高发时少去公共场所

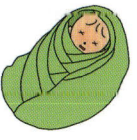
防止给孩子穿着过厚，以免出汗后着凉

懂照护

5. 每1~2小时测量1次体温，≥38.5℃给予药物降温。
6. 服用解热药应遵医嘱。
7. 慎用抗生素。
8. 预防：在"上感"高发时，少去公共场所。
9. 防止穿着过厚，以免出汗后着凉。

十九、发病突然难预料，日常管理最重要——儿童哮喘

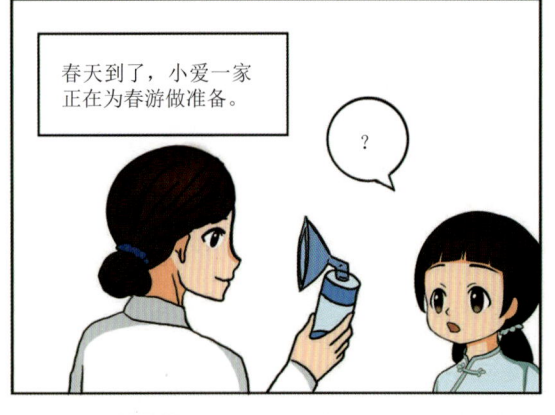

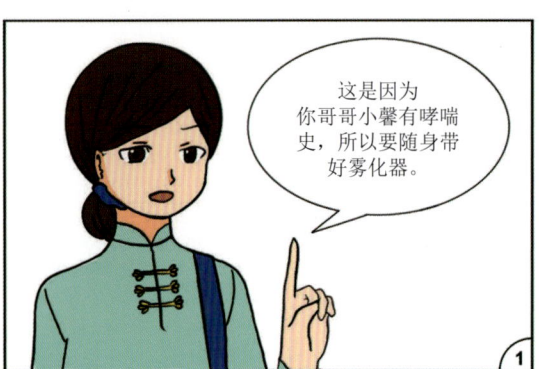

哮喘是儿童常见的慢性病。有 1/3～1/2 的儿童哮喘可以迁延到成人期。儿童哮喘多发生在 3 岁以前，且肺功能损害也开始于学龄前。过敏性哮喘在儿童哮喘中高达 80% 以上。

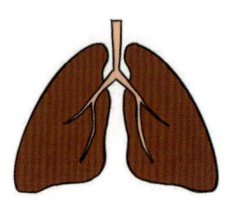

家长应该早期识别学龄前儿童喘息，避免转为持续性哮喘，喘息儿童具有以下临床特点。
1. 频繁发作性喘息，每月多于 1 次。

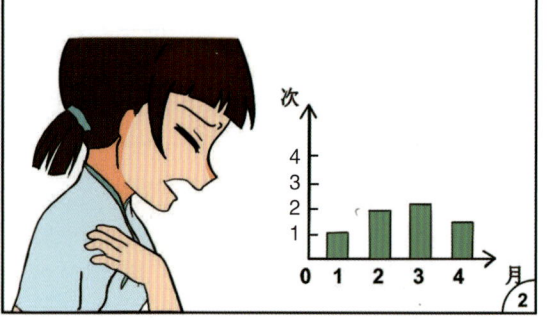

2. 活动诱发的咳嗽或喘息。
3. 非病毒感染导致的间歇性夜间咳嗽。
4. 喘息症状持续至 3 岁以后。
5. 抗哮喘治疗有效，但停药后又复发。

防治原则

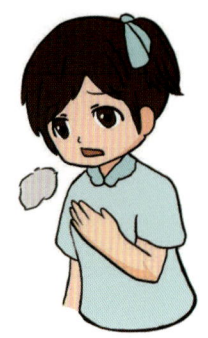

儿童哮喘的防治应坚持长期、持续、规范和个体化治疗原则。急性发作期以快速缓解症状为主，进行气道平喘及抗感染治疗。

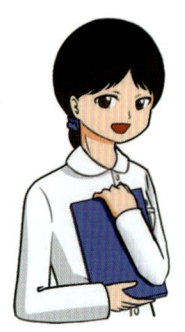

慢性持续期和临床缓解期应以防止症状加重和预防复发为主，如避免诱发因素、抗炎、做好自我管理，正确掌握吸入技术、控制合并症、预防呼吸道感染等。

急性发作期处理

吸入型短效 β_2 受体激动剂是儿童急性哮喘的首选药物。使用氧驱动或空气压缩泵雾化吸入 β_2 受体激动剂。

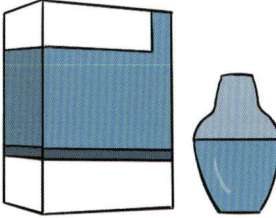

如治疗后喘息症状未能有效缓解或症状缓解维持时间少于 4 小时,应马上前往医院就诊。

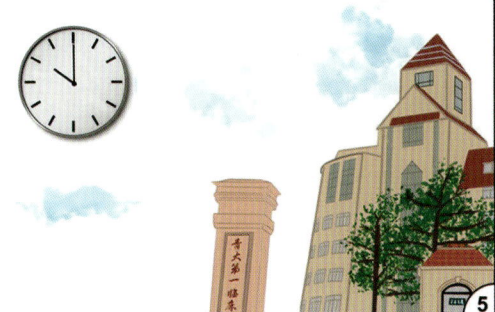

常见的吸入性过敏原

1. 室内过敏原:床上用品、地毯和毛绒家具,宠物皮屑中的螨虫。

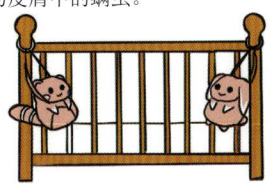

2. 室外过敏原(如花粉和霉菌)、烟草烟雾的化学刺激物。

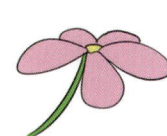 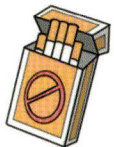

3. 常见引发儿童哮喘的食物为鱼虾、鸡蛋、水果、牛奶、花生、豆类、坚果等,其中 77.33% 为单一食物过敏。

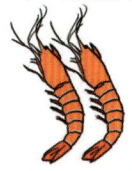 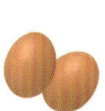 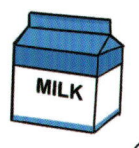

避免接触过敏原

(1)注意维护环境清洁,房间应定期吸尘,最好使用除螨吸尘器。

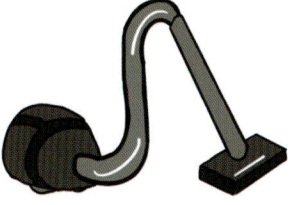

(2)相对湿度控制在 45% 以下,天气晴朗时将门窗打开通风,晾晒床垫以保持干燥。

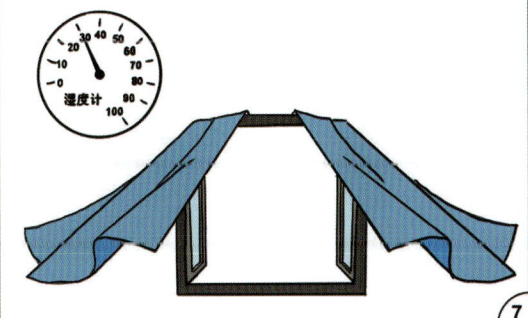

(3)勤换被褥,被褥衣物等要用 55℃ 以上热水浸洗,或用防螨布包裹被褥、床垫、枕头等。

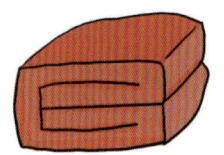 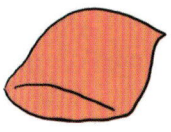

(4)将地毯换成木质地板,不用填充式家具。

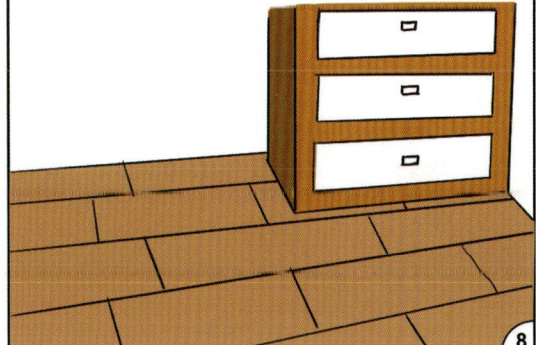

(5）不要将毛绒玩具放在床上，清洗前应放入密闭的塑料袋内冷冻以杀死尘螨，然后清洗干净。

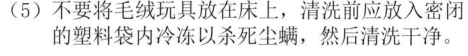
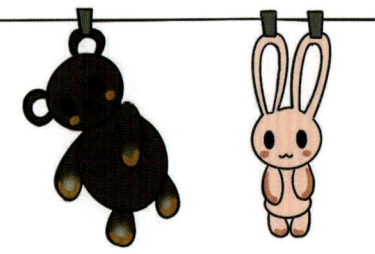

(6）减少室内挂饰，窗帘应经常清洗。

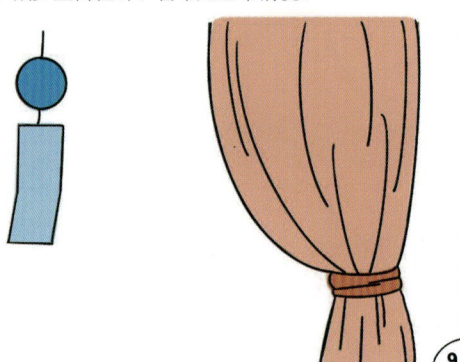

(7）减少宠物在室内逗留时间，勿让宠物进入卧室。

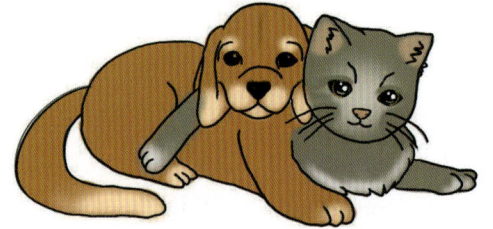

(8）定期清洗空调滤网，防止产生霉菌。

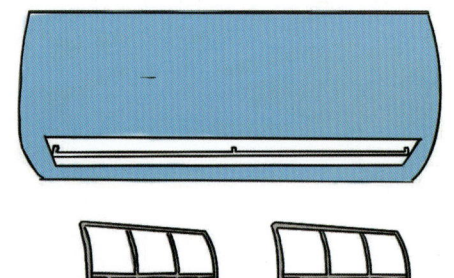

(9）花粉过敏者春季尽量减少外出，外出时戴口罩。

(10）找出致敏食物，避免摄入。

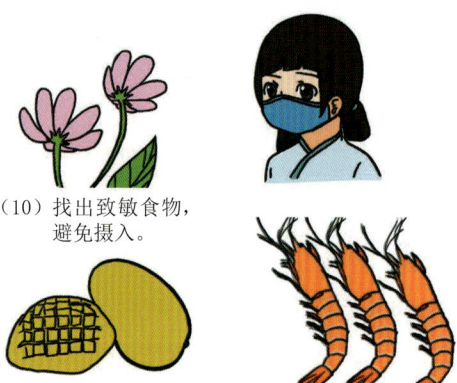

加入《中国儿童哮喘行动计划》，由医师为每个哮喘患者制订个体化哮喘自我管理方案。

正确使用雾化器，先将吸入器摇动数次，然后打开瓶盖，在慢慢尽力呼气后，口含吸入器。手指按压吸入器的同时，经口深吸气，然后屏息10秒再缓缓呼气。下一次吸入需等候10秒以上，最后将瓶盖套上。

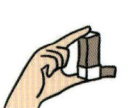 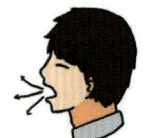

1. 开盖摇匀　　　　2. 尽量呼气

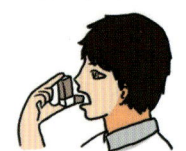 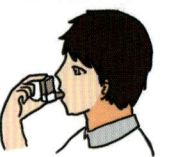

3. 将喷嘴放入口中　　4. 用力按下并深吸气

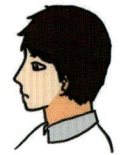 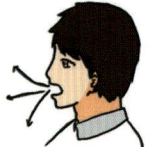

5. 屏息10秒　　　　6. 慢慢呼气

儿童哮喘

"救"在身边,小爱提醒:

早期识别

1. 频繁发作性喘息,每月多于1次。
2. 活动诱发的咳嗽或喘息。
3. 非病毒感染导致的间歇性夜间咳嗽。
4. 喘息症状持续至3岁以后。
5. 抗哮喘治疗有效,但停药后又复发。

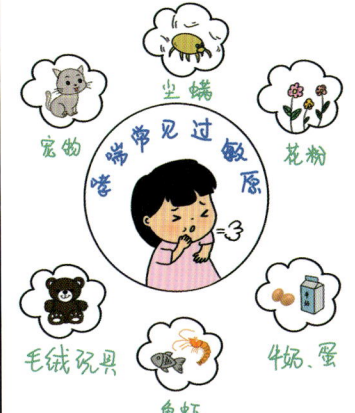

常见过敏原

1. 室内过敏原:床上用品、地毯和毛绒家具,宠物皮屑中的螨虫。
2. 室外过敏原:花粉和霉菌、烟草烟雾的化学刺激物。

常见引起儿童哮喘的食物为鱼虾、鸡蛋、水果、牛奶、花生、豆类、坚果等。

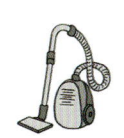 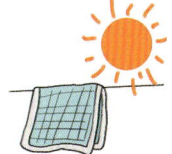
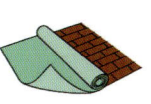 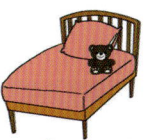
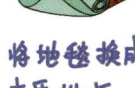

正确使用雾化器

1. 开盖摇匀。
2. 尽量呼气。
3. 将喷嘴放入口内。
4. 慢慢呼气。
5. 屏气10秒。
6. 用力按下并深吸气。

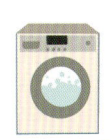 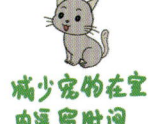
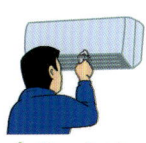 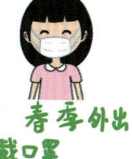

如何预防

1. 维护环境清洁,定期吸尘。
2. 相对湿度控制在45%以下,大气晴朗时将居室门窗打开通风,并晾晒床垫以保持干燥。
3. 勤换被褥。
4. 将地毯换成木质地板。
5. 不要将毛绒玩具放在床上。

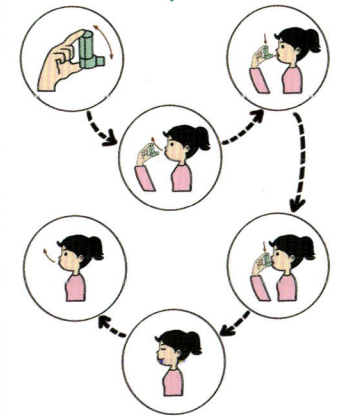

如何预防

6. 减少室内挂饰,窗帘应经常清洗。
7. 减少宠物在室内逗留时间。
8. 定期清洗空调滤网。
9. 花粉过敏者春季减少外出,外出戴口罩。
10. 找出致敏食物,避免摄入。

二十、发育原因占多半，压迫止血最关键——儿童鼻出血

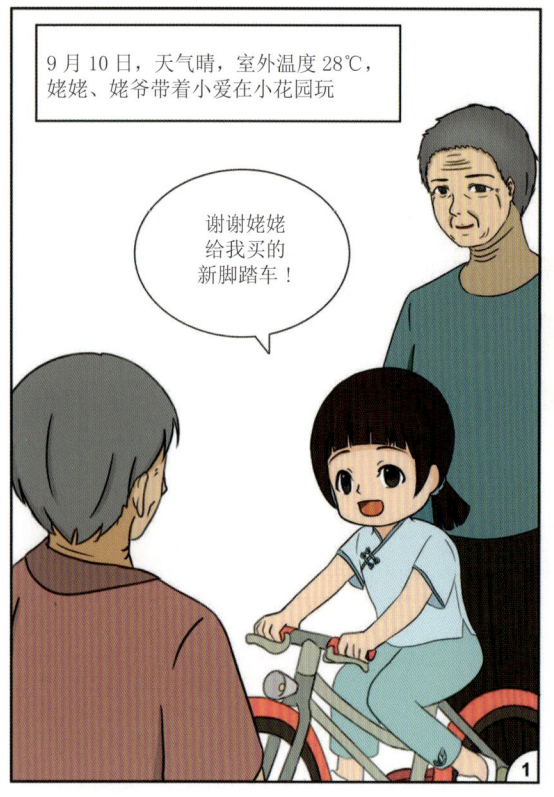

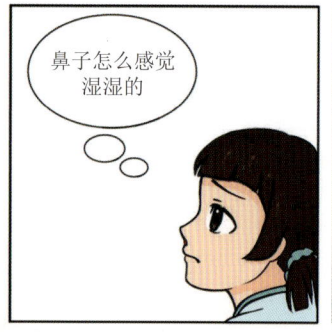

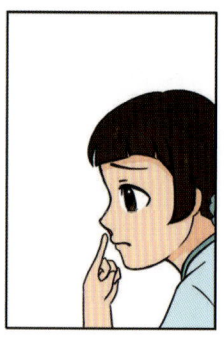

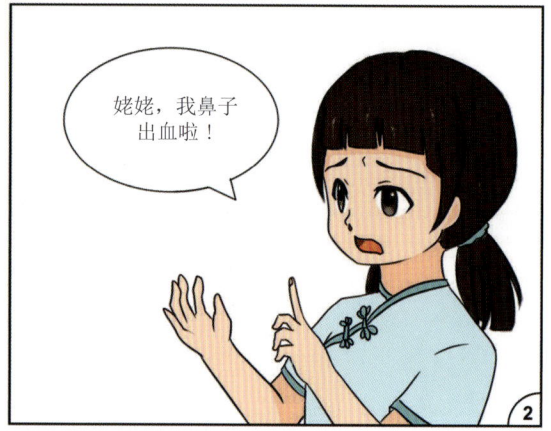

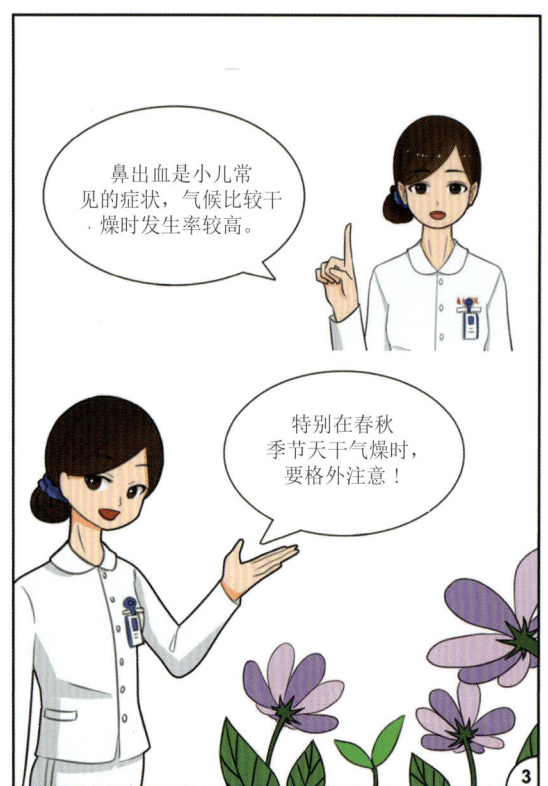

导致鼻出血常见原因

1. 气候干燥，鼻腔干燥。

2. 儿童毛细血管压力大。

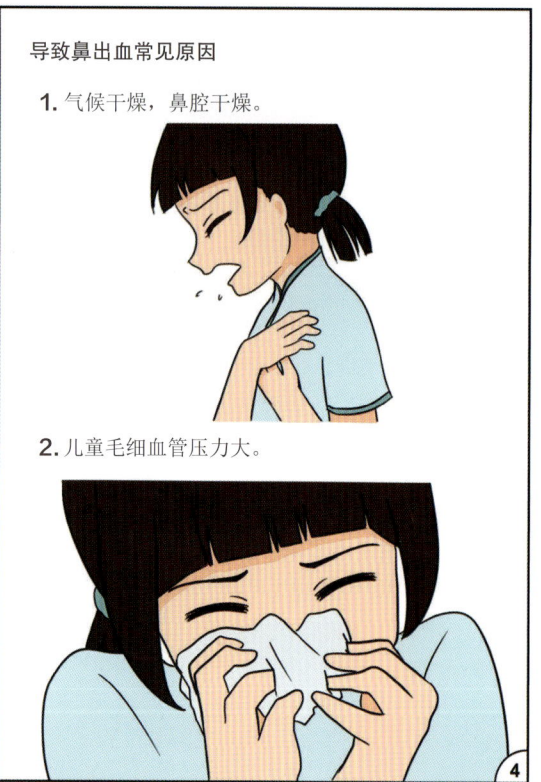

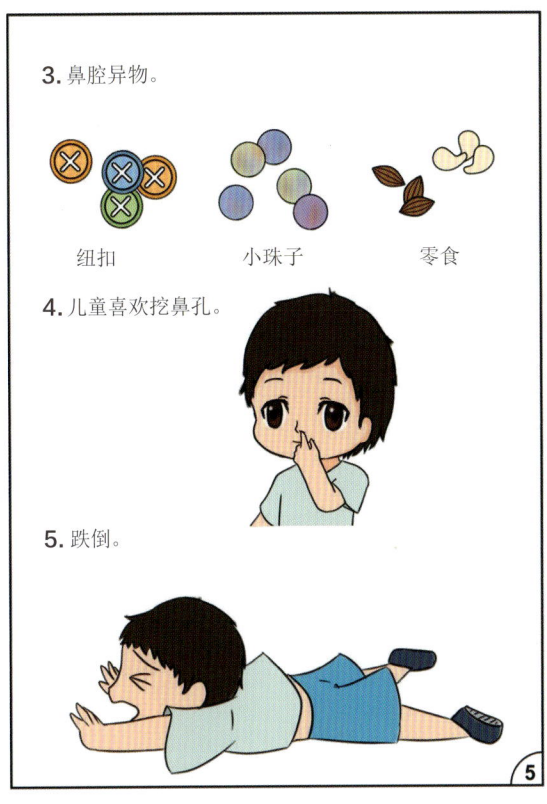

3. 鼻腔异物。

纽扣　　　小珠子　　　零食

4. 儿童喜欢挖鼻孔。

5. 跌倒。

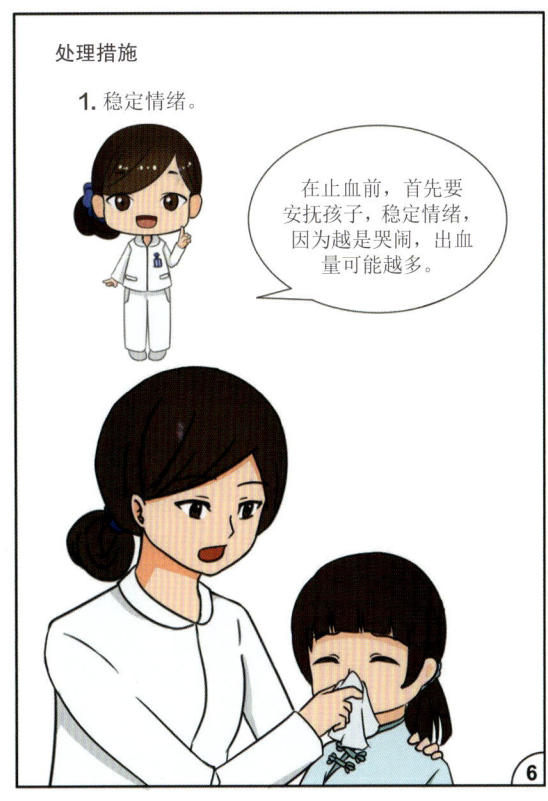

处理措施

1. 稳定情绪。

在止血前，首先要安抚孩子，稳定情绪，因为越是哭闹，出血量可能越多。

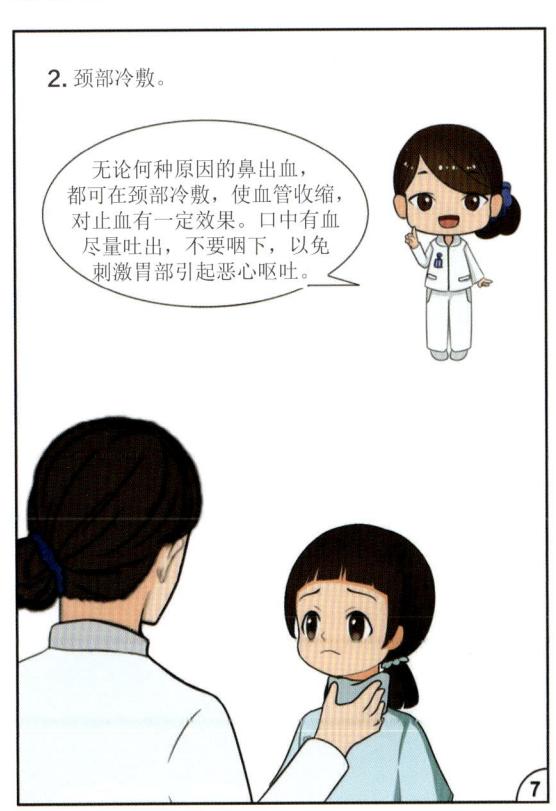

2. 颈部冷敷。

无论何种原因的鼻出血，都可在颈部冷敷，使血管收缩，对止血有一定效果。口中有血尽量吐出，不要咽下，以免刺激胃部引起恶心呕吐。

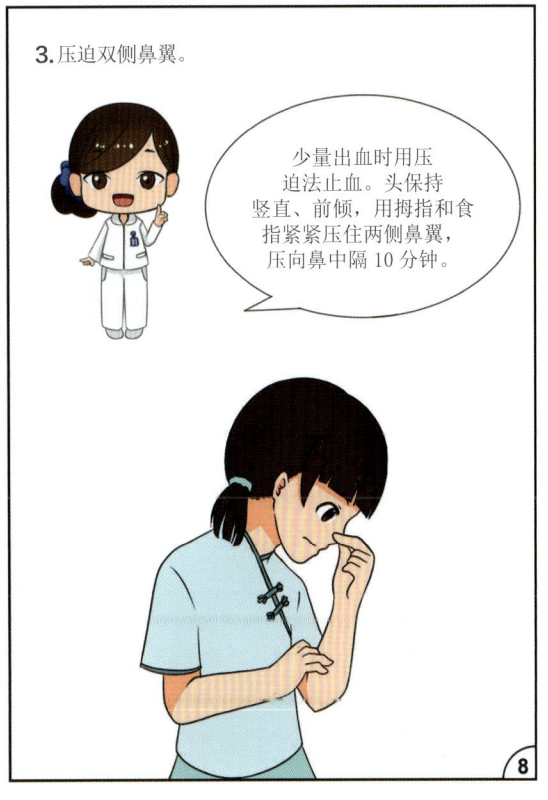

3. 压迫双侧鼻翼。

少量出血时用压迫法止血。头保持竖直、前倾，用拇指和食指紧紧压住两侧鼻翼，压向鼻中隔10分钟。

4. 预防吞入血液。

身体前倾，坐直，避免吞入血液。

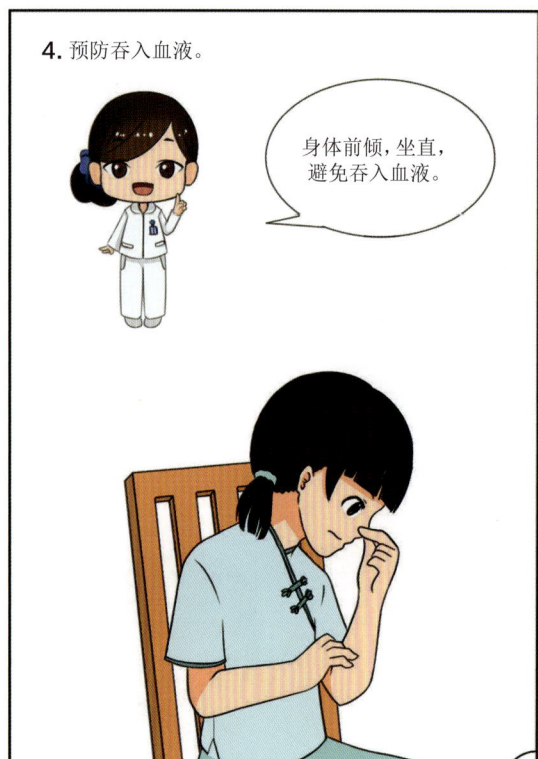

预防儿童鼻出血措施

1. 可在鼻腔内涂液状石蜡、薄荷油等以保持鼻黏膜湿润；如鼻子出血常发生于晚上，可在睡觉前用棉签蘸上金霉素软膏在鼻腔内涂上薄薄的一层，防止鼻黏膜干燥及黏液干硬，有效减少鼻出血。

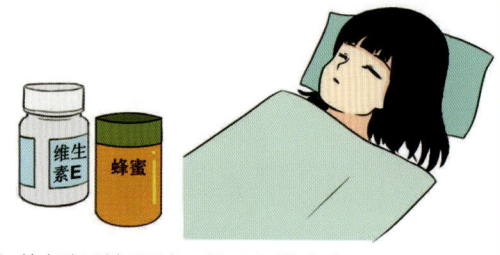

2. 教育孩子纠正不良习惯，不要挖鼻孔。

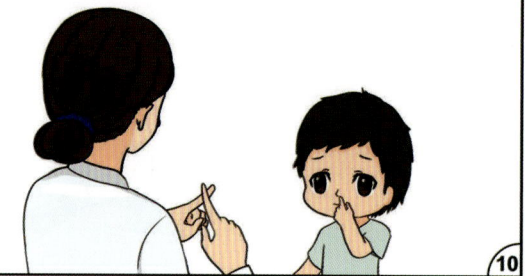

3. 在干燥的环境中，用加湿器增加空气湿度。

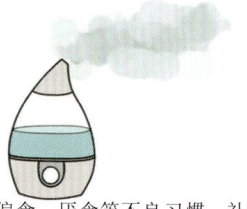

4. 纠正孩子偏食、厌食等不良习惯，补充维生素和微量元素。

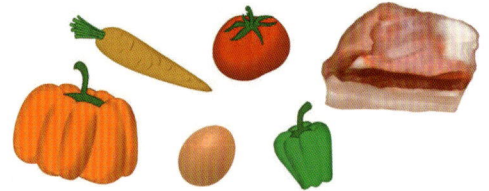

5. 有出血性疾病的儿童应及时就医，积极治疗原发病。

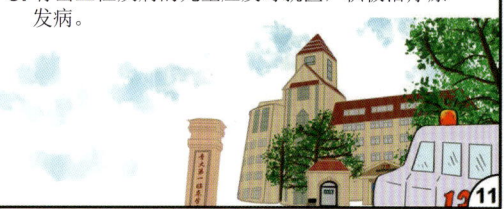

注意事项

1. 鼻出血时不要仰头或仰卧，仰头或仰卧使血经后鼻孔流入口咽部，咽入胃里而减缓出血症状，这种假象容易使人失去警惕而耽误治疗。

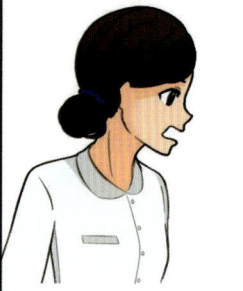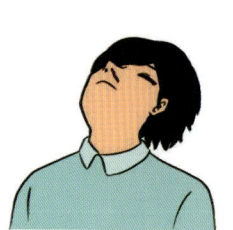

2. 不要在鼻孔塞入药棉、手纸等，这些物品很难从鼻腔中清理出去。

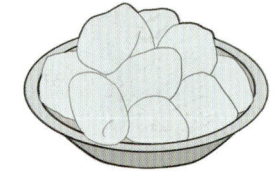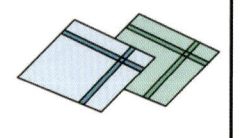

鼻出血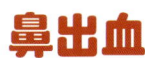

"救"在身边，小薯提醒：

知晓危险因素

1. 气候干燥，鼻腔干燥。
2. 儿童毛细血管压力大。
3. 鼻腔异物。
4. 儿童喜欢挖鼻孔。
5. 跌倒。

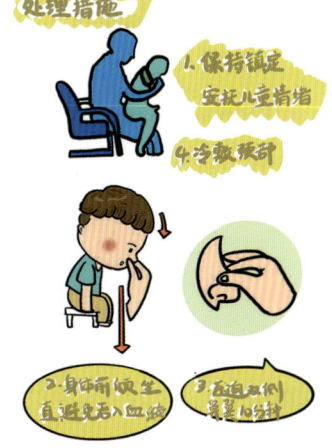

处理措施

1. 保持镇定，安抚儿童情绪。
2. 身体前倾，坐直，避免吞入血液。
3. 压迫双侧鼻翼10分钟。
4. 冷敷颈部。

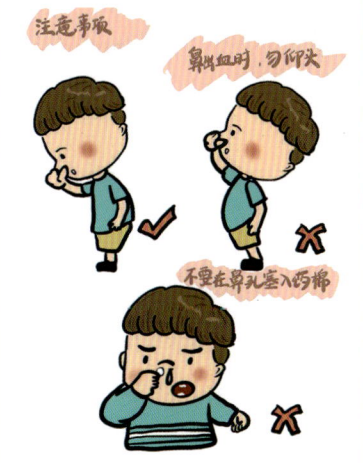

注意事项

1. 鼻出血时，不要仰头或仰卧。仰头或仰卧容易使血经后鼻孔流入口咽部，咽入胃里而减缓出血症状。
2. 不要在鼻孔塞入药棉、手纸等，这些物品很难从鼻腔中清理出去。

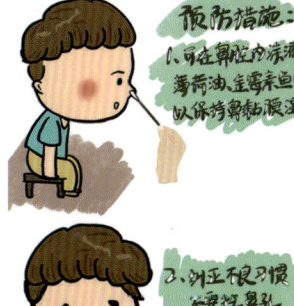

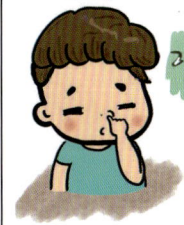

预防措施

1. 可在鼻腔内涂液状石蜡、薄荷油、金霉素、鱼肝油等以保持鼻黏膜湿润；在睡前用棉签蘸上金霉素软膏在鼻腔内涂上薄薄的一层，可防止鼻黏膜干燥及黏液干硬，减少夜晚鼻出血。
2. 纠正不良习惯，勿挖鼻孔。

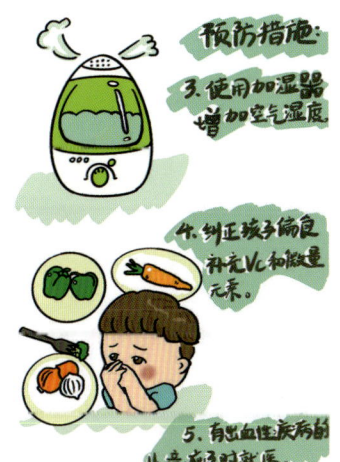

预防措施

3. 在干燥的环境中，用加湿器增加空气湿度。
4. 纠正孩子偏食、厌食等不良习惯，补充维生素和微量元素。
5. 有出血性疾病的儿童应及时就医，积极治疗原发病。

二十一、"不要碰我！"——儿童性教育

为什么要对儿童进行性教育？

1. 性教育不仅是性生理知识教育，还包括性价值观、态度和社会规范的教育，人际关系技能的培养，以及鼓励儿童为自己的行为负责，尊重、宽容和同情他人等多个方面。

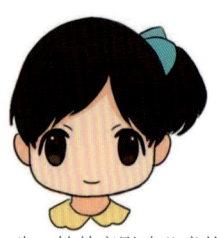

2. 性贯彻人的一生，性教育影响儿童的一生，帮助儿童在生活中做出负责的选择，有利于健康成长与发展。

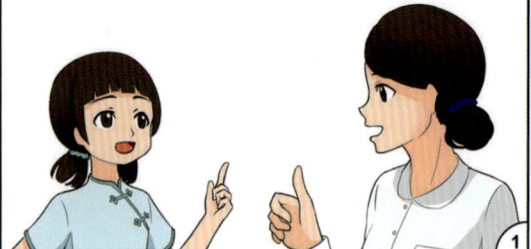

3. 人从出生即有性意识，对性充满好奇。

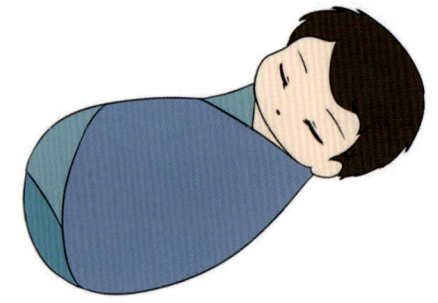

4. 父母是性教育的启蒙者，言行举止潜移默化地影响儿童性健康观念的形成。

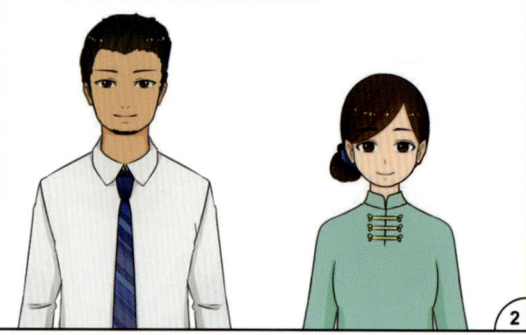

5. 性教育也是一种生命教育，教儿童保护自己，建立健康和负责任的性态度，并能执行健康、安全的行为。

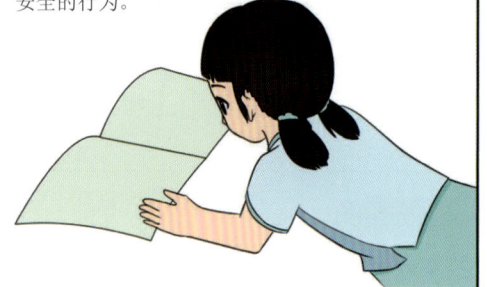

6. 父母应根据孩子生理心理发育特点、提供个性化性教育。

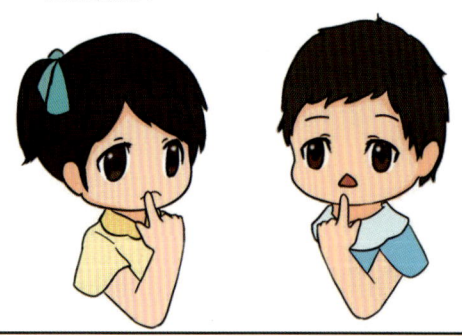

儿童性教育的时间

1. 性教育要尽早，从小开始进行性教育，可促进青春期亲子交流性问题时的舒适度和接受度。
2. 针对不同的年龄，性教育的内容和方式方法各有不同。

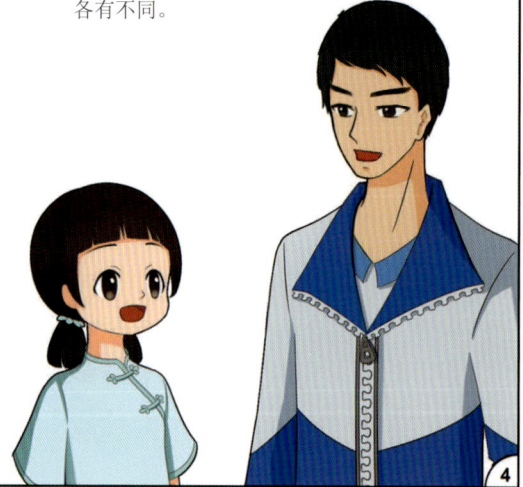

儿童性教育的内容

1. 生命与孕育：孩子问"我从哪里来"？

（1）婴儿期：母亲重点关注满足婴儿的口欲期，通过与婴儿身体的接触，满足其皮肤触觉发育需求。

（2）幼儿期：父母重点进行生命与孕育教育，可通过看绘本、图画的方式了解生命来源的过程，或通过观察孕妇的体型，建立对生命孕育的形象化认识。

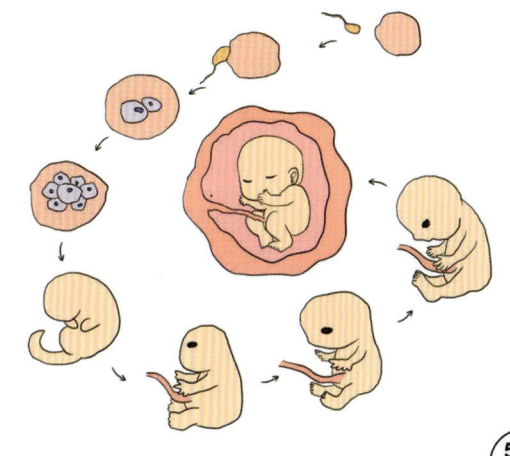

2. 性别概念

孩子问"为什么女孩坐着尿尿，男孩站着尿尿"？

（1）识别不同阶段的性意识表现（口欲期、肛欲期、性蕾期、依恋期），正确引导，若出现一些异常行为，可采用转移注意力方式。

（2）帮助孩子认识自己的身体，了解男性和女性的身体构造，引导孩子发展适宜相应性别的行为方式和活动，包括搭配不同的服饰、形象及活动，逐渐建立性别认同感。

（3）父亲和母亲的言行举止在一定程度上影响孩子的性别角色认知。

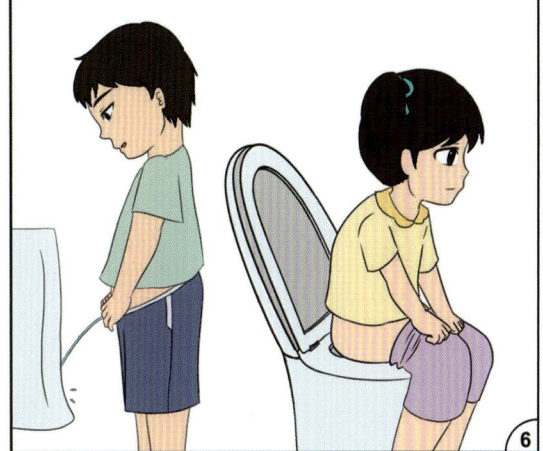

3. 保护自己

（1）改变传统性别刻板印象，性教育不只限于女孩，男孩一样需要性教育。

（2）对他人施加的非自愿、被迫行为或不舒服行为学会说"不"。

（3）对于身边或社会上发生的性相关不良事件（性侵或性骚扰），可与孩子一起进行讨论，交流如何避免类似问题的发生及事件发生后应采取的应对策略等。

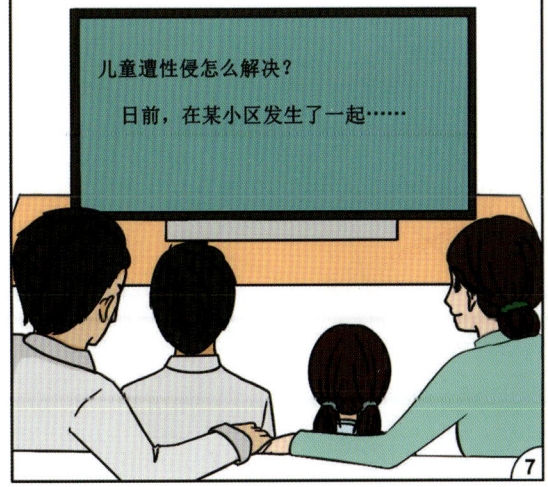

4. 尊重他人

孩子如何与同伴建立、保持健康的关系？

（1）引导孩子尊重他人，包括同性和异性，不伤害别人，不强迫他人，鼓励孩子对自己的行为负责。

（2）家庭中父母互相尊重，树立榜样。

（3）帮助孩子建立健康的同伴关系，可采用游戏或角色扮演的方式协助孩子掌握人际交往技巧如礼貌、真诚、平等、理解、接纳、欣赏等，促进他们与同性和异性朋友、同学及家人形成更好的关系。

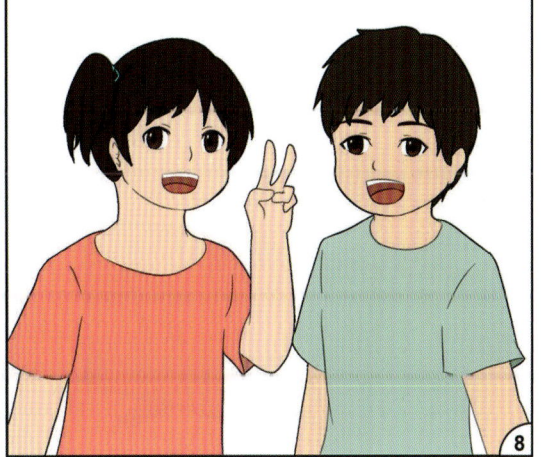

机会教育、顺势而为、全性别、全年龄段教育

1. 当孩子问一些"尴尬"或"敏感"问题时，是对孩子进行教育的最佳时期，以自然状态下的平和语气，用孩子可以理解的语言来解释问题，切忌逃避或模糊敷衍回答，否则会使孩子误解或更好奇。若自己不清楚或不确定，可承认自己的知识局限性，与孩子共同查阅资料。
2. 储备性教育知识和交流技巧，当孩子表现出对性的好奇或困惑时，家长应及时指导。

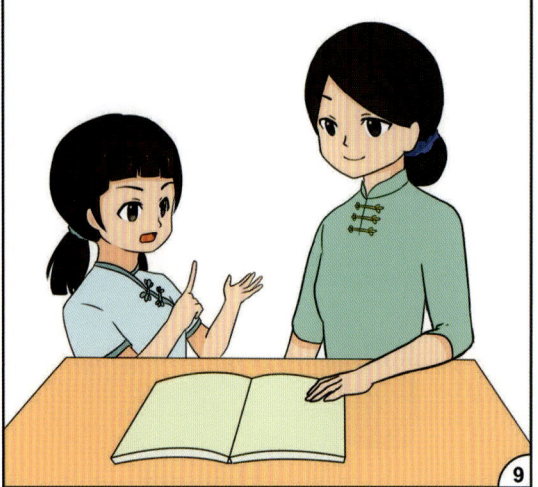

3. 利用合适的机会帮助孩子认识自己的身体、保护自己。如在洗澡或读绘本时，告诉孩子隐私部位不能随意暴露，绝对不能被父母以外的人（包括同性同学、亲戚长辈等）碰触，即使是隔着衣物；脸颊可以亲吻，但限于父母和亲人之间，若是父母以外的亲人，需有其他人在场。与孩子进行角色扮演或游戏，训练当陌生人或亲戚接触其隐私部位时，如何应对。

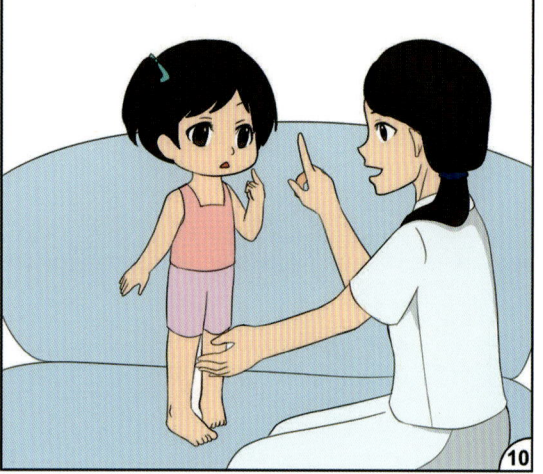

4. 对于年龄稍大的儿童，借助非直接沟通方式，利用媒体或倾听孩子讲述他人故事时，间接灌输性生理知识或引导孩子树立正确的观念，如电视中出现卫生巾广告时，可以自然放松的态度与孩子交流青春期发育话题及相关卫生知识，包括女孩月经、男孩遗精等。

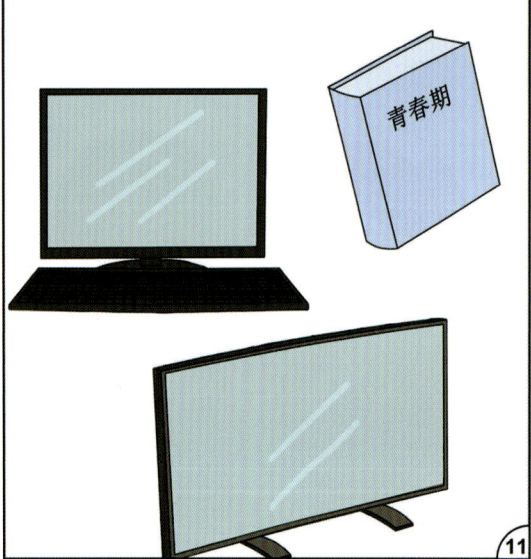

5. 父母要尊重孩子的隐私和权利，沟通交流时遵循平等原则。
6. 父母在与孩子的沟通中，探索并形成适合自身家庭且有效的性教育方式和策略。

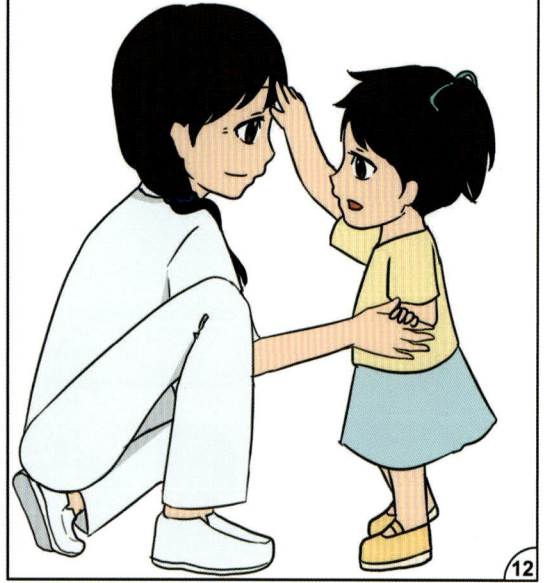

儿童性教育

"妆"在身边,小爱提醒:

性教育

性教育不仅是性生理知识教育,还包括性相关价值观、态度和社会规范的教育,人际关系技能的培养,以及鼓励孩子为自己的行为负责,尊重、宽容和同情他人等方面。

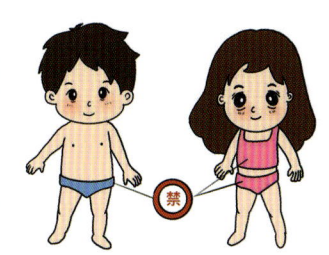

何时开始

越早越好。研究表明,科学的性教育不会促使性行为的发生。

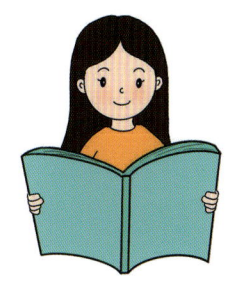

如何做

1. 引导孩子尊重他人,包括同性和异性,不伤害别人,不强迫他人,鼓励孩子对自己的行为负责。
2. 家庭中父母互相尊重,树立榜样。
3. 帮助孩子建立健康的同伴关系。

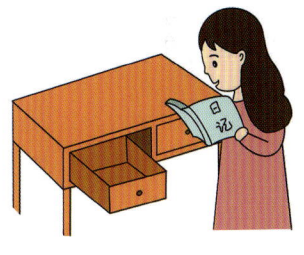

不要偷看孩子的日记本

如何做

4. 用孩子可以理解的语言来解释一些"尴尬"或"敏感"问题。
5. 家长应储备性教育知识和交流技巧。
6. 在合适的机会帮助孩子认识自己的身体,保护自己。

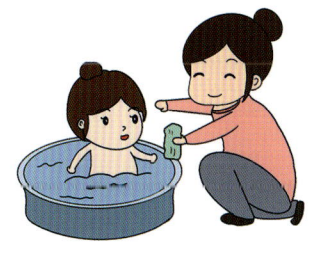

如何做

7. 年龄稍大的儿童,可借助非直接沟通方式。
8. 父母要尊重孩子的隐私和权利,沟通交流时遵循平等原则。
9. 父母在与孩子的沟通中,探索并形成适合自身家庭且有效的性教育方式和策略。

二十二、宝贝静悄悄，兴许在"作妖"——婴儿睡眠安全

妈妈在做家务，为了不让孩子哭闹，将他侧卧。

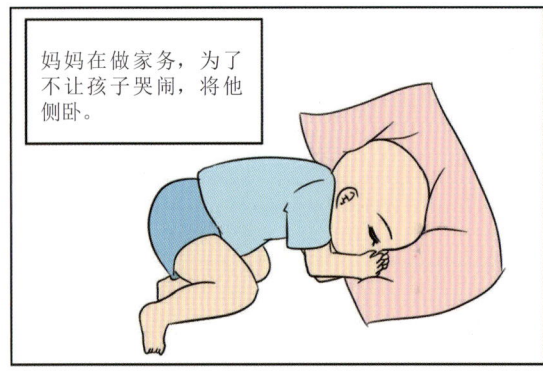

婴儿睡眠安全的重要性

婴儿猝死综合征是2周至1岁婴儿最常见的死亡原因。多发生于婴儿睡眠状态，发生前基本征兆极少且致死率高，所以关注婴儿睡眠安全很重要。

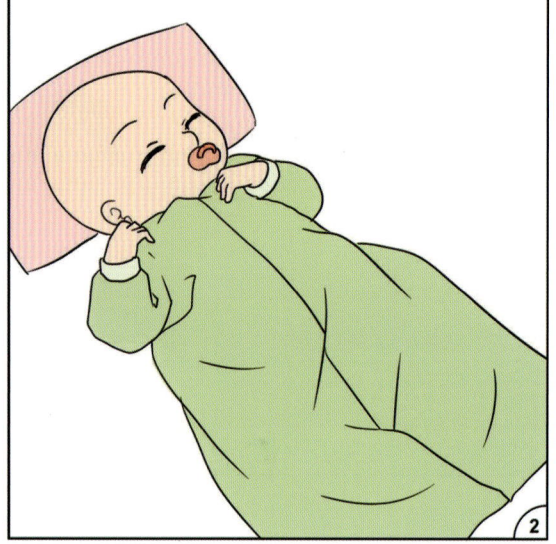

1小时后孩子从侧卧变成了俯卧，口鼻被枕头堵住且失去意识。

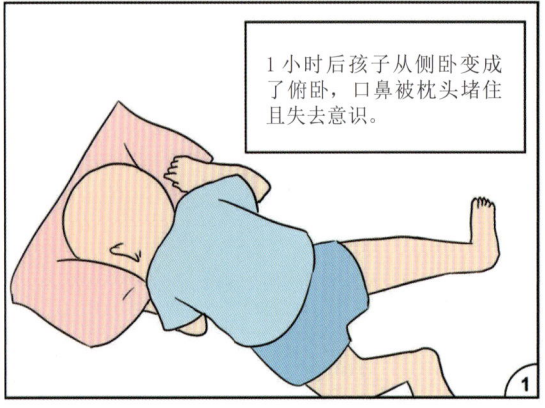

婴儿睡眠安全指南

1. 2016年《美国儿科学会睡眠手册》。

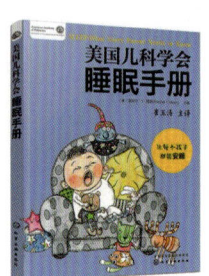

2. 中国疾病预防控制中心妇幼保健中心《中国婴幼儿睡眠健康指南》。

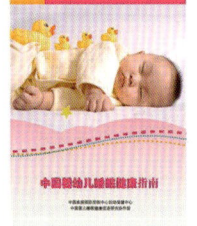

预防措施

1. 坚持仰卧

婴儿睡眠时坚持仰卧，但现有研究证实1岁以上的婴儿，俯卧和侧卧都有婴儿猝死综合征的风险。

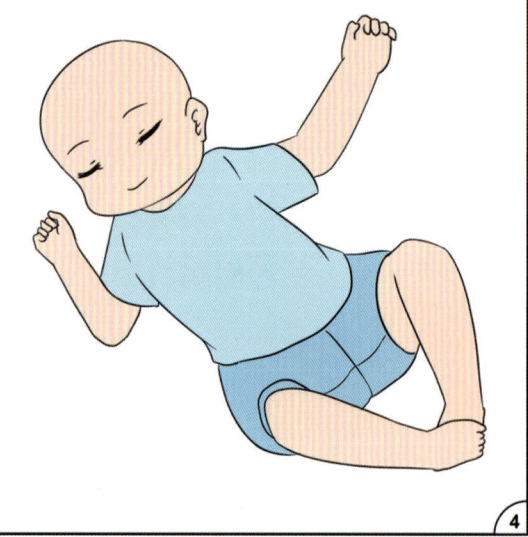

2. 婴儿睡眠应与父母同室，但不同床，尤其是父母吸烟、饮酒或正在服用药物的婴儿，同床睡眠会增加猝死的风险。

3. 婴儿在沙发、汽车座椅、婴儿车、婴儿背带、婴儿吊带中睡眠，大大增加婴儿猝死的风险。

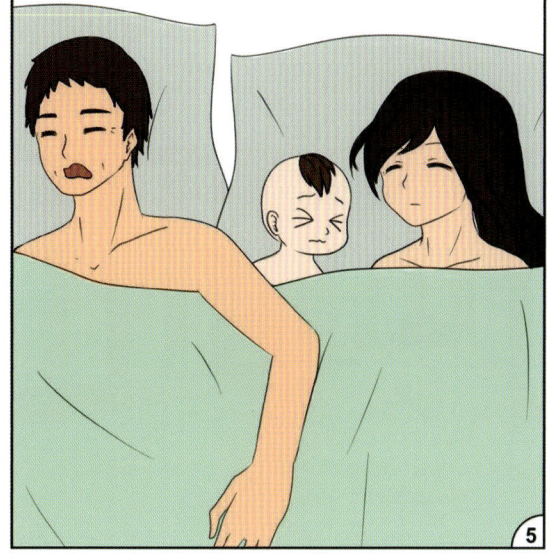

4. 婴儿床应牢固，用硬床垫、床单与床垫紧密贴紧。

5. 婴儿床上不放置柔软物品，枕头、被子、毯子、羊毛制品等都不能放置。

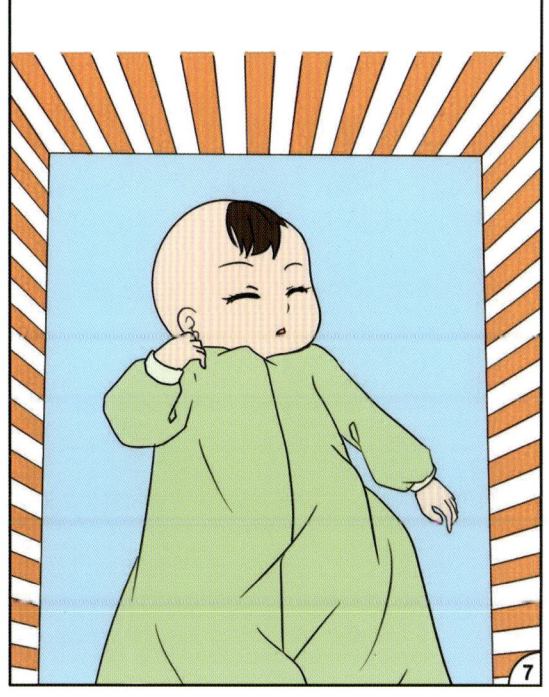

6. 婴儿防撞垫不会降低婴儿头部安全风险，但会增加婴儿窒息、被困、缠绕的风险。

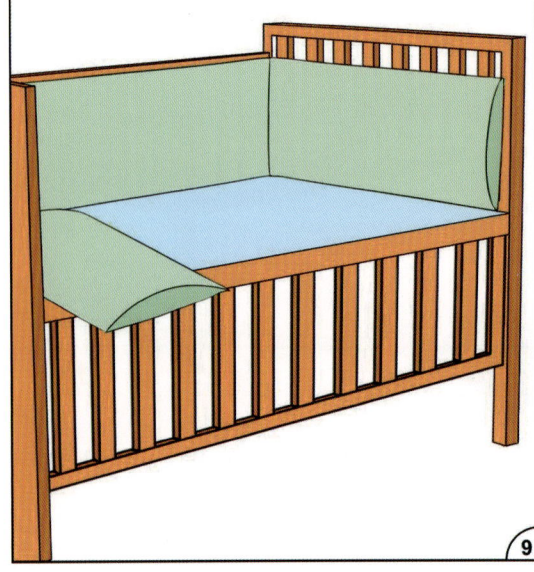

7. 婴儿睡眠环境温度不宜过高，使用婴儿盖头使婴儿猝死的风险增加 7 倍；猝死的风险随婴儿衣物、盖被和室温的增加而增加，睡眠过程中使用风扇会降低猝死的风险。

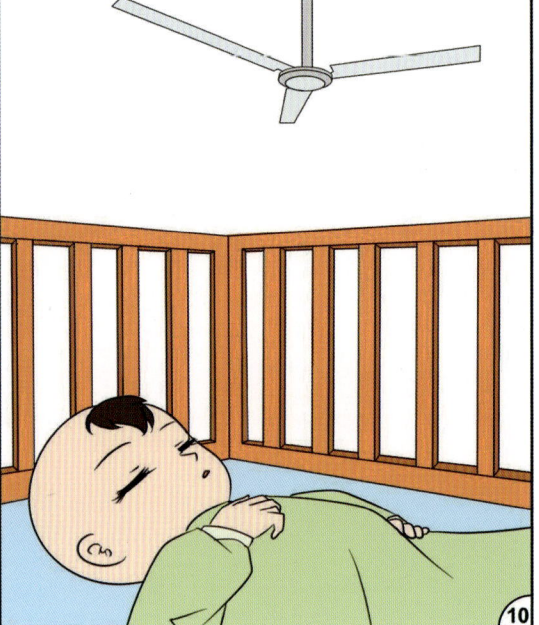

8. 婴儿在襁褓中睡眠会增加婴儿猝死的风险，尤其是 > 6 个月的婴儿。

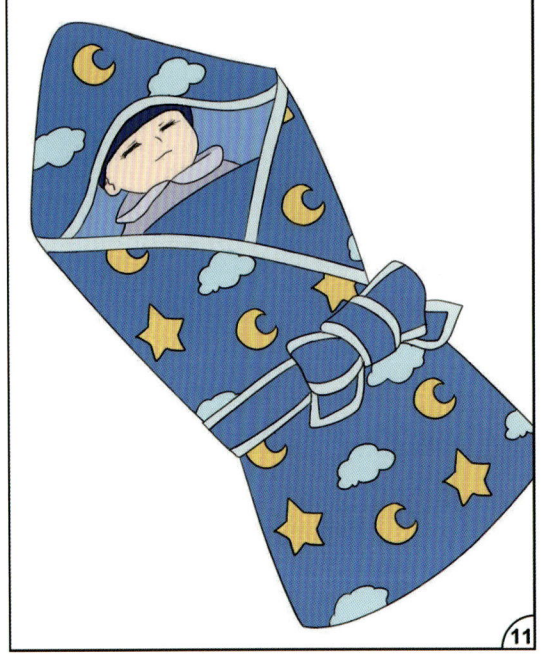

9. 可使用安抚奶嘴：安抚奶嘴不会降低母乳喂养率，可降低 50%～90% 的猝死风险。

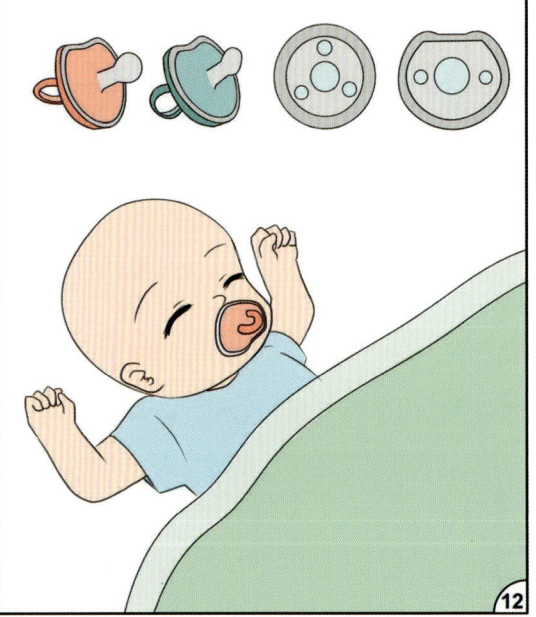

婴儿睡眠安全

"救"在身边，小蕾提醒：

婴儿睡眠安全

婴儿猝死综合征是2周至1岁婴儿最常见的死亡原因。多发生于婴儿睡眠状态，发生前征兆极少且致死率高。

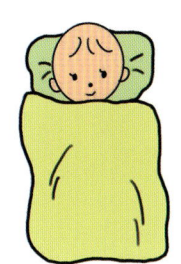

如何预防

1. 坚持仰卧。
2. 使用坚实床和床垫。
3. 预防床边绳带缠绕婴儿。

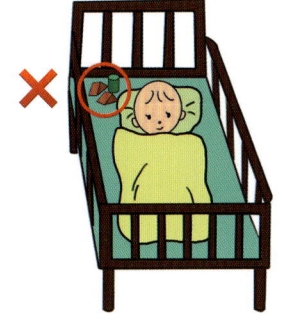

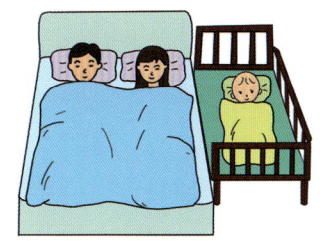

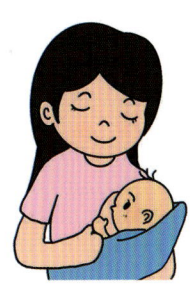

如何预防

4. 柔软的东西和玩具不要放在婴儿床上。
5. 婴儿应与父母同房但不同床。
6. 婴儿在睡眠中可以使用安抚奶嘴，但不要绑在其他物品上。

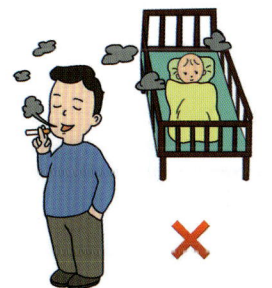

如何预防

7. 坚持母乳喂养。
8. 避免婴儿被动吸烟。
9. 避免婴儿过热和覆盖头部。

二十三、家庭平安，幸福久远——家庭安全改造

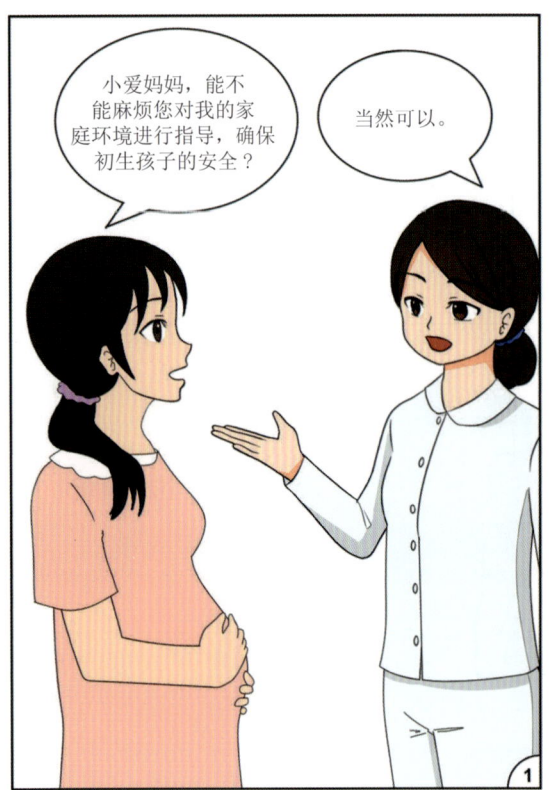

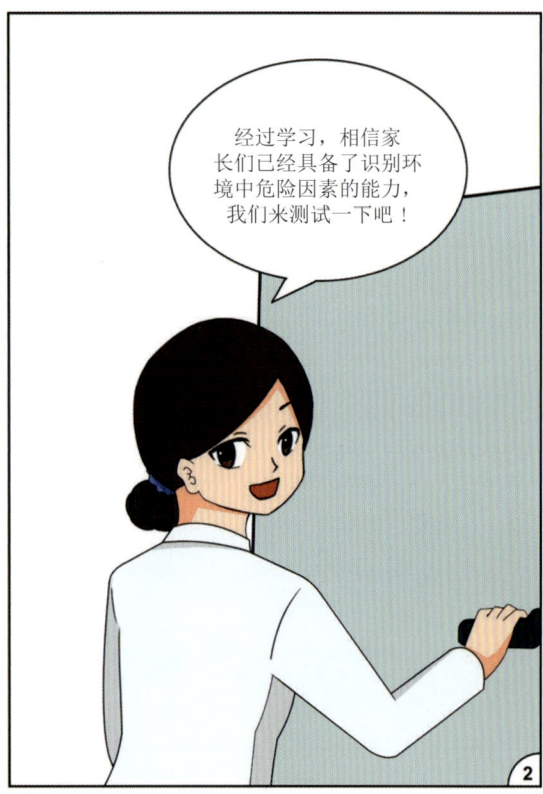

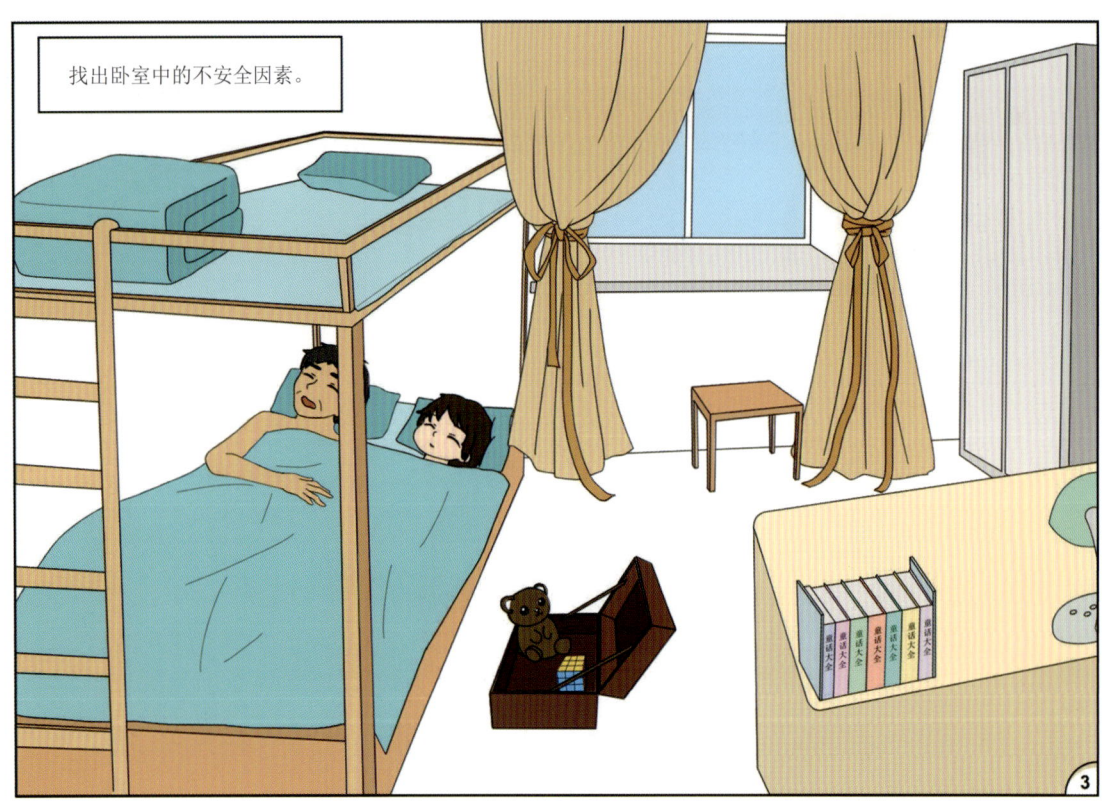

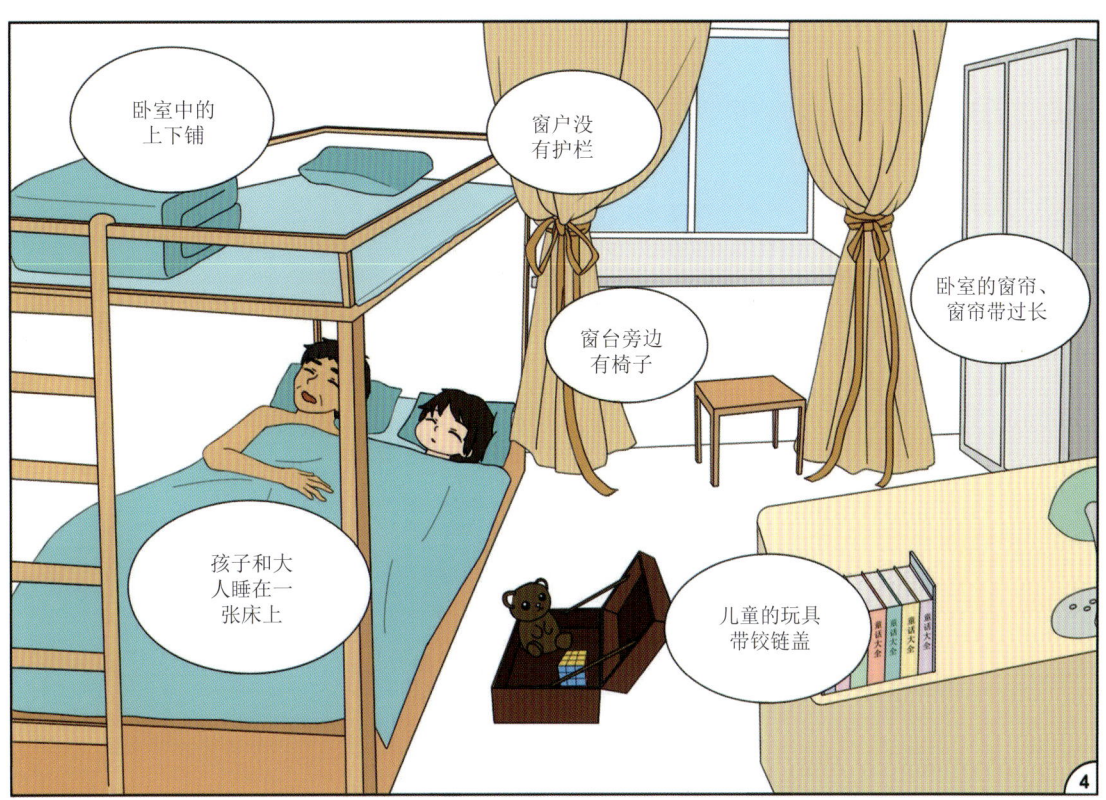

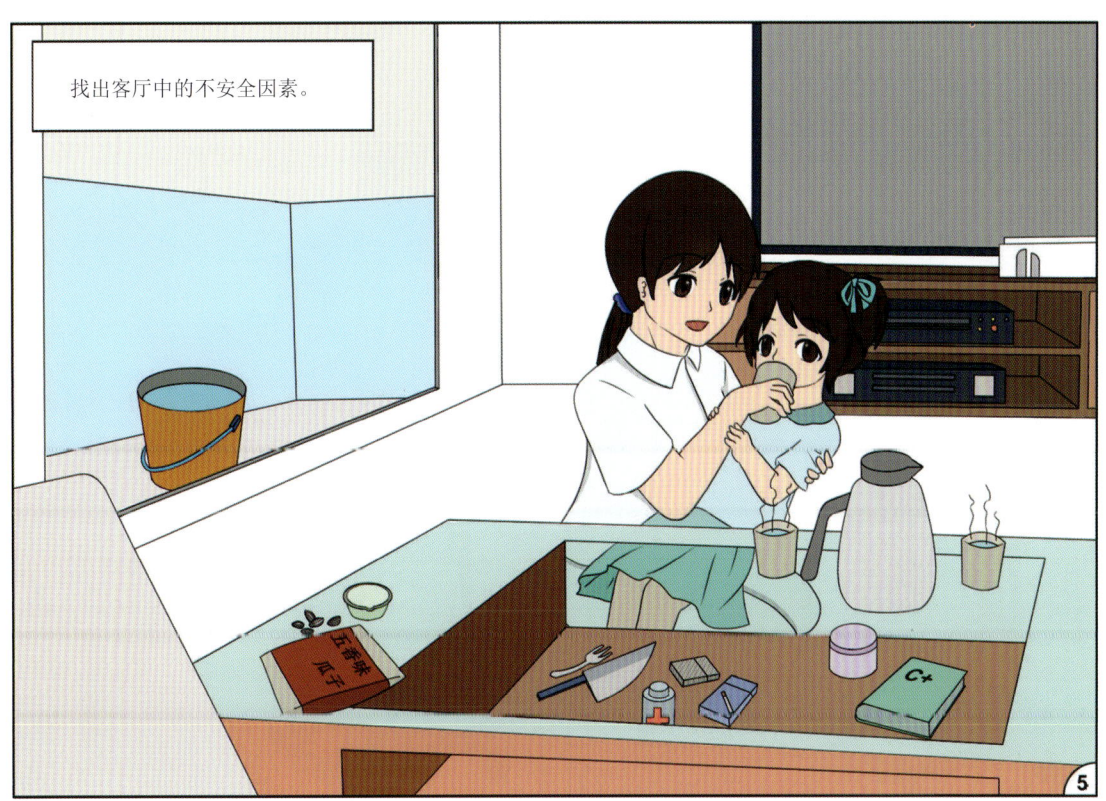

找出客厅中的不安全因素。

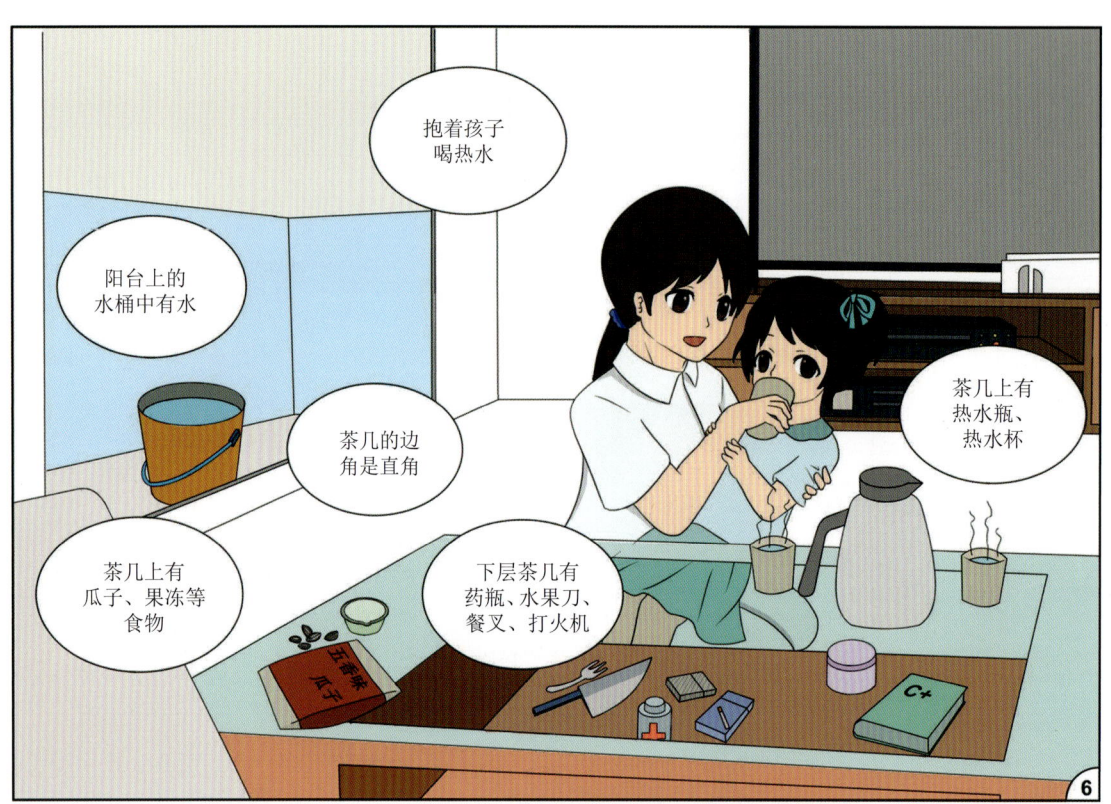

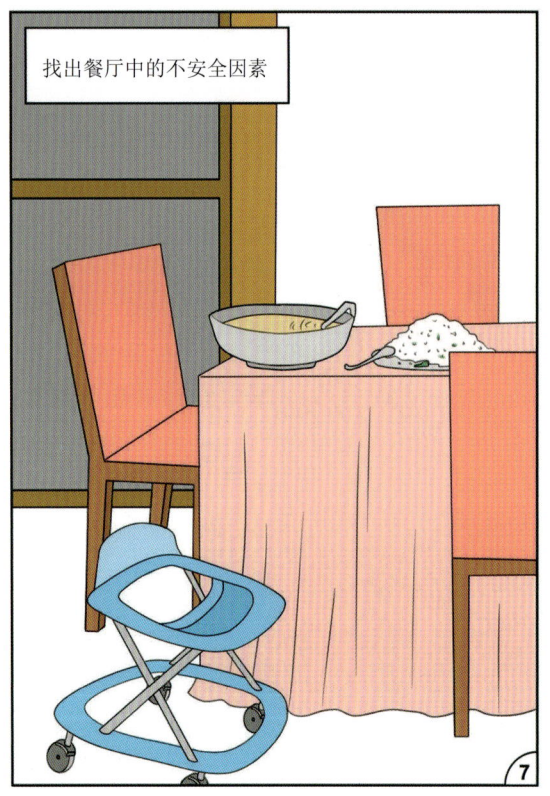

找出餐厅中的不安全因素

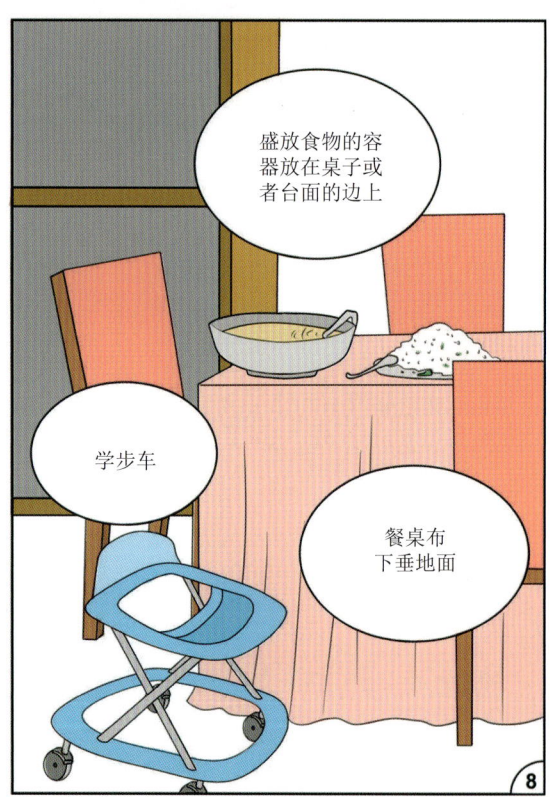

76

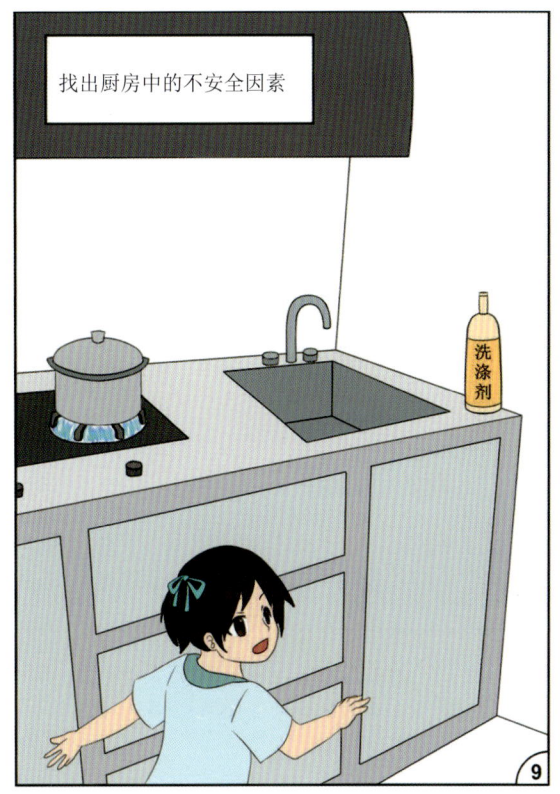
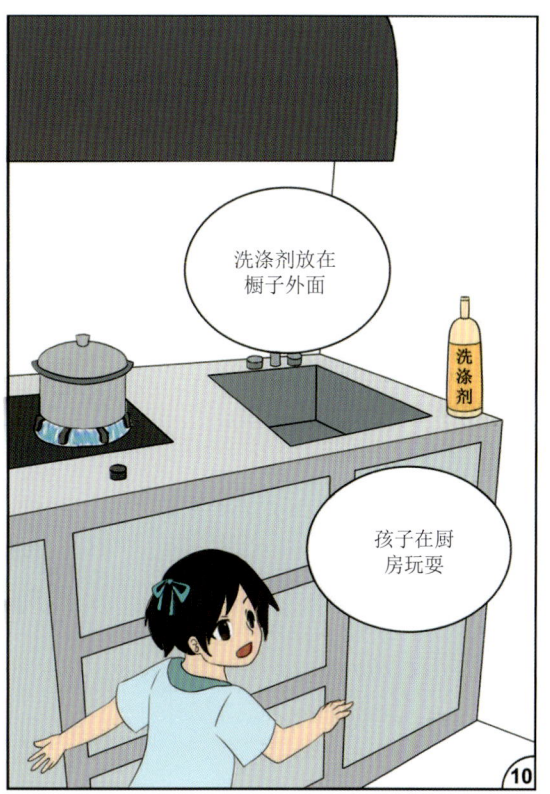
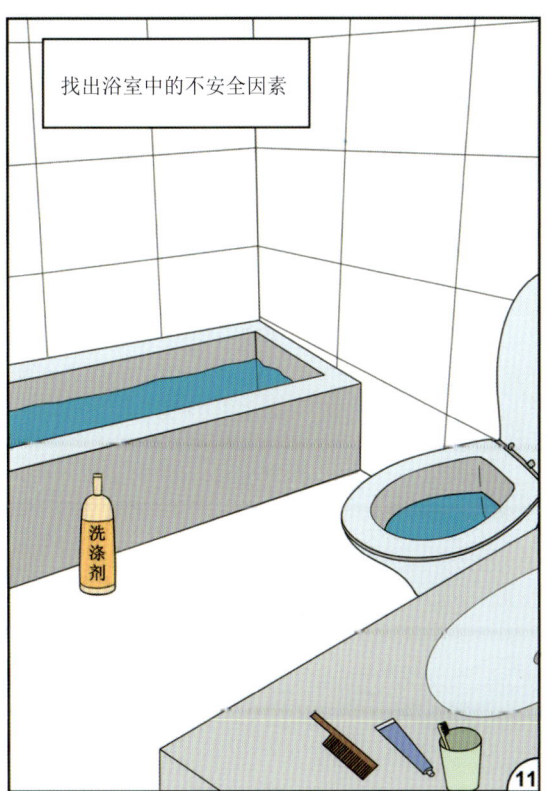
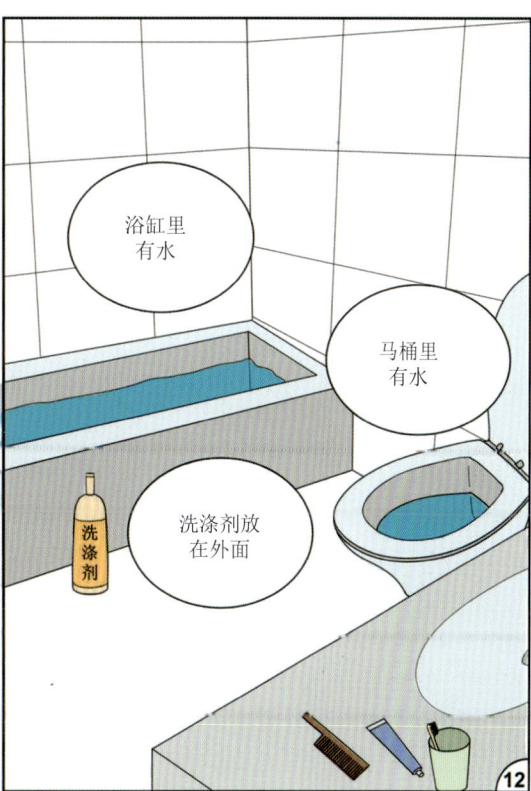

> 家中的危险因素

"救"在身边，小爱提醒：

卧室

1. 卧室中的上下铺。
2. 卧室的长窗帘及长窗帘带。
3. 儿童的玩具箱带铰链盖。
4. 窗台旁边有椅子。
5. 孩子和大人一起睡在大床上。
6. 窗户没有护栏。

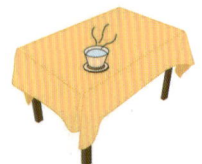

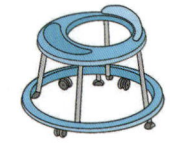

客厅

1. 茶几上有热水瓶、热水杯。
2. 下层茶几有药瓶、水果刀、餐叉、打火机。
3. 茶几的边角是直角。
4. 抱着孩子喝热水。
5. 阳台上的水桶中有水。
6. 茶几上有花生、瓜子、果冻等食物。

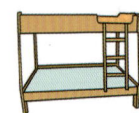 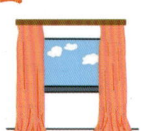
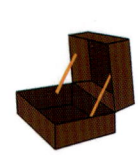 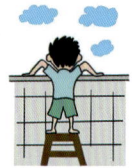

餐厅

1. 餐桌上有下垂到桌面下的桌布。
2. 将盛放热液体或者食物的容器放在桌子或者台面的边上。
3. 学步车。

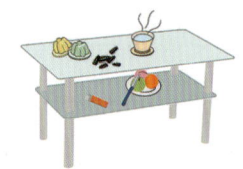

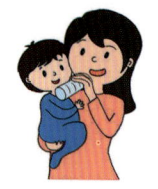

厨房

1. 孩子在厨房玩耍。
2. 洗涤剂放在橱子外面。

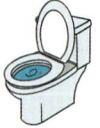 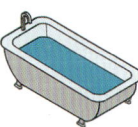

浴室

1. 浴室的洗涤剂放在外面。
2. 马桶里面有水。
3. 浴缸里有水。